轻松掌握床旁即时超声

Point of Care Ultrasound Made Easy

原　著　［英］约翰·麦卡弗蒂（John McCafferty）
　　　　［英］詹姆斯·M. 福塞斯（James M Forsyth）
主　译　杨高怡

图书在版编目（CIP）数据

轻松掌握床旁即时超声 /(英) 约翰·麦卡弗蒂,(英) 詹姆斯·M.福塞斯主编；杨高怡主译. —沈阳 : 辽宁科学技术出版社, 2022.5
ISBN 978-7-5591-2480-7

Ⅰ. ①轻… Ⅱ. ①约… ②詹… ③杨… Ⅲ. ①超声波诊断 Ⅳ. ①R445.1

中国版本图书馆CIP数据核字(2022)第065424号

First published in English under the title Point of Care Ultrasound Made Easy, 1st Edition
ISBN 9780367349585
edited by John McCafferty and James M Forsyth
© 2020 by Taylor & Francis Group, LLC
Authorized translation from the English language edition published by CRC Press, a member of the Taylor & Francis Group, LLC
All Rights Reserved.

本书原版由Taylor & Francis出版集团旗下CRC出版公司出版，并经其授权翻译出版。版权所有，侵权必究。

Liaoning Science and Technology Publishing House Ltd. is authorized to publish and distribute exclusively the Chinese (Simplified Characters) language edition. This edition is authorized for sale throughout Mainland of China. No part of the publication may be reproduced or distributed by any means, or stored in a database or retrieval system, without the prior written permission of the publisher.

本书中文简体翻译版授权由辽宁科学技术出版社有限责任公司独家出版并仅限在中国大陆地区销售。未经出版者书面许可，不得以任何方式复制或发行本书的任何部分。

Copies of this book sold without a Taylor & Francis sticker on the cover are unauthorized and illegal.

著作权登记号06-2021-273

版权所有　侵权必究

出版发行：辽宁科学技术出版社
　　　　　北京拂石医典图书有限公司
地　　址：北京海淀区车公庄西路华通大厦B座15层
联系电话：010-57262361/024-23284376
E - m a i l：fushimedbook@163.com
印　刷　者：北京天恒嘉业印刷有限公司
经　销　者：各地新华书店

幅面尺寸：170mm×240mm
字　　数：302千字　　　　　　　　　　印　张：11
出版时间：2022年5月第1版　　　　　　印刷时间：2022年5月第1次印刷

责任编辑：李俊卿　　　　　　　　　　责任校对：梁晓洁
封面设计：潇　潇　　　　　　　　　　封面制作：潇　潇
版式设计：天地鹏博　　　　　　　　　责任印制：丁　艾

如有质量问题，请速与印务部联系　　　联系电话：010-57262361

定　　价：75.00元

翻译委员会名单

主　译　杨高怡（浙江大学医学院附属杭州市胸科医院）
副主译　张　莹（浙江大学医学院附属杭州市胸科医院）
　　　　胡惠娟（浙江大学医学院附属杭州市胸科医院）
　　　　王玲玲（浙江大学医学院附属杭州市胸科医院）
　　　　王　莹（杭州师范大学）
译　者　陈萌晗（杭州师范大学）
　　　　陈佩君（浙江中医药大学）
　　　　童嘉辉（浙江中医药大学）
　　　　张文智（浙江大学医学院附属杭州市胸科医院）
　　　　张　燕（中国科学院大学宁波华美医院）
　　　　章美武（中国科学院大学宁波华美医院）
　　　　范晓翔（中国科学院大学宁波华美医院）
　　　　吕淑懿（中国科学院大学宁波华美医院）
　　　　于天琢（浙江大学医学院附属杭州市胸科医院）
　　　　张　旭（浙江大学医学院附属杭州市胸科医院）
　　　　于秀蕾（浙江大学医学院附属杭州市胸科医院）
　　　　闻波平（浙江大学医学院附属杭州市胸科医院）
　　　　艾琴琴（杭州市西溪医院）
　　　　苏冬明（浙江大学医学院附属杭州市胸科医院）
　　　　蒋慧青（浙江大学医学院附属杭州市胸科医院）
　　　　唐　薇（浙江大学医学院附属杭州市胸科医院）
　　　　张　丽（台州市立医院）
　　　　孟祥宇（浙江中医药大学附属第二医院）

——谨以此书献给世界各地所有忙碌的临床医生，你们都在不知疲倦地工作着，每天都超负荷，忙于各种疾病的诊断与鉴别诊断。超声是一种我们可以信赖的诊断工具，它可以让我们的生活变得更轻松，但也许您有时觉得它使用起来并不是那么方便。床旁即时超声的出现，改变了这一切。我们希望这本关于床旁即时超声的使用手册能对您有所帮助，并对您的临床工作有更长期的积极影响，最终造福于广大需要做检查和治疗的患者。

译者前言

床旁即时超声，近年来逐渐受到重视。其设备小巧、灵活，具有方便、快捷等特点，通过床旁即时超声快速扫查可获得影像学信息，再整合临床症状，从临床筛查到诊断，在急危重症患者的救治中直接提出解决方案，从而快速评估病情，加快患者的诊断与治疗。

目前，床旁即时超声不仅应用于创伤和急诊监护，还被用于基层医疗、运动医学、麻醉等多种临床情境，以及超声引导和监测各项操作，在某种程度上推动了超声医学的发展。可以预见，床旁即时超声的应用必将进一步拓宽，将成为临床医生必须掌握的基本技能。

本书分为三部分，共10章，从超声的基本原理入手，依次介绍了床旁即时超声在人体各系统的运用，详细阐述扫查部位与相应的超声图像，便于读者理解，并有专门的章节进行病例实战分析，从而学以致用，更好的帮助临床医生理论联系实际。希望本书能为学习床旁即时超声的医务工作者提供帮助，运用好此项技术，更好地为需要的患者服务。

杨高怡

2021年11月20日

原著前言

本书是一本介绍性书籍，通俗易懂，描述了如何使用应用范围越来越广泛的床旁即时超声。该书旨在帮助那些不如超声医师和放射科医生那样熟悉超声，且又需要使用超声进行诊断的临床医生和操作者。本书每章都有简明的学习目标，清晰和易于理解的图表，向读者说明扫查部位和每个部位获得的超声图像，所以即使是初学者，也能够通过阅读本书，获得高质量和精确的诊断信息，来解决临床基本问题。

随着我们进入笔记本电脑的时代，手持式超声仪在医院内使用越来越普遍，本书也随即出版。本书由具有丰富临床经验的苏格兰爱丁堡皇家医院呼吸顾问John McCafferty博士和*Venous Access Made Easy*的作者、高级血管外科医生James M Forsyth编写，为床旁即时超声的使用和诊断提供了专业的指导。

Carmel Moran教授

超声转化医学协会主席

爱丁堡大学

原著编委会

Shirjel R Alam, MBChB, MRCP, MRCS, MRCA, PhD
Consultant Cardiologist
Manchester University NHS Foundation Trust
Wythenshawe Hospital
Manchester, United Kingdom

James M Forsyth, MBBS, MRCS, MSc (HPE)
Vascular and Endovascular Surgery Registrar
Leeds Vascular Institute
Leeds, United Kingdom

Kirsten MS Kind, MBChB (Edin), FRCR
Consultant Paediatric Radiologist
Royal Manchester Children's Hospital
Manchester, United Kingdom

John McCafferty, BEng, PhD, MBChB, MD, MRCP
Respiratory Consultant
Royal Infirmary of Edinburgh
Scotland, United Kingdom

John Murchison, MBChB, BSc, DMRD, FRCP, FRCR, PhD
Consultant Radiologist
Royal Infirmary of Edinburgh
and
President, Scottish Radiological Society
Scotland, United Kingdom

Anoop SV Shah, MbChB, PhD, MPH
Senior Lecturer in Cardiology
University of Edinburgh
Edinburgh, United Kingdom

Nick B Spath, MBBS, BSc, MRCP
Cardiology Registrar
NHS Lothian and Fife
Scotland, United Kingdom

致 谢

如果没有我们优秀的作者团队（Nick、Shirjel、Anoop and Kirsten），这本书是不可能完成的。你们都是完美的专业人士，专业的临床医生，可靠且值得信赖的同事以及热心的医学教育家。你们撰写的章节都非常精彩，和大家一起工作很愉快。像这样的一本专业书不可能仅由一名临床医生来完成，应该为你们的卓越贡献而鼓掌。我还要感谢 John Murchison 教授，他为本书提供了超声图像，并参与审阅了全书内容。

尤其要感谢我的同事 John McCafferty，感谢他在专业方面提供的建议和意见，以及他对床旁超声教育工作孜孜不倦的热情。这本书最初是他的想法，在编写的过程中自始至终他都对本书倾予了极大的热情。

我们与来自 CRC Press/Taylor & Francis 的 Miranda Bromage 和 Samantha Cook 合作也非常愉快，你们是一个了不起的出版团队，很荣幸在 *Venous Access Made Easy* 一书出版之后很快再次与你们合作。

James M Forsyth

目录

第一部分　床旁即时超声（POCUSME）基础知识

第一章　如何使用超声？ ··· 3
学习目标 ·· 3
什么是超声？ ·· 4
超声在组织中的特性 ·· 4
超声成像 ·· 5
图像采集 ·· 6
扫描模式 ·· 7
彩色多普勒模式 ·· 9
优化图像 ·· 10
床旁即时超声使用的超声设备 ··· 12
超声的安全性 ·· 14

第二章　床旁即时超声（POCUS） ·· 15
学习目标 ·· 15
POCUS的诊断价值 ··· 16
创伤和急诊监护 ·· 17
POCUS在重症监护中的使用情况 ·· 20
POCUS在基层医疗中的使用情况 ·· 21
运动医学 ·· 21
用POCUS保证影像引导侵入性手术的安全性 ·· 22

i

第二部分　人体各系统超声检查

第三章　颈部超声 ······ 27
　　学习目标 ······ 27
　　颈部解剖结构 ······ 27
　　甲状腺超声成像 ······ 30
　　涎腺超声成像 ······ 32
　　颈部血管超声成像 ······ 33
　　淋巴结超声成像 ······ 34
　　常见疾病 ······ 36

第四章　胸部超声 ······ 39
　　学习目标 ······ 39
　　胸部解剖结构 ······ 39
　　基础胸部超声评估 ······ 42
　　常见的呼吸系统疾病 ······ 45

第五章　心脏超声 ······ 51
　　学习目标 ······ 51
　　简介 ······ 51
　　图像采集 ······ 52
　　优化图像 ······ 61
　　心脏的正常形态和病变 ······ 61
　　心脏内外结构 ······ 68
　　结论 ······ 71

第六章　腹盆腔超声 ······ 73
　　学习目标 ······ 73

解剖结构 ··· 73
　　系统的超声评估方法 ································· 75
　　特定器官评估 ·· 76
　　常见疾病 ··· 87

第七章　肌骨超声 ··· 91
　　学习目标 ··· 91
　　简介 ·· 91
　　髋关节 ··· 92
　　膝关节 ··· 94
　　踝关节 ··· 97
　　肩关节 ··· 99
　　常见疾病 ·· 101

第八章　动脉超声 ··· 105
　　学习目标 ·· 105
　　动脉系统 ·· 105
　　下肢动脉超声基本评估 ···························· 107
　　影响动脉系统的常见病变 ························ 119
　　结论 ·· 120

第九章　静脉超声 ··· 121
　　学习目标 ·· 121
　　解剖结构 ·· 122
　　下肢静脉超声基本评估 ···························· 124
　　影响静脉系统的常见病变 ························ 133
　　结论 ·· 134

第三部分 测 评

第十章 单选题测试 ·· 137
  1. 如何使用超声？ ·· 137
  2. POCUS ·· 138
  3. 颈部超声 ·· 140
  4. 胸部超声 ·· 141
  5. 心脏超声 ·· 142
  6. 腹盆腔超声 ·· 143
  7. 肌骨超声 ·· 144
  8. 动脉超声 ·· 144
  答案 ·· 148

索引 ·· 153

第一部分

床旁即时超声（POCUSME）基础知识

第一章
如何使用超声？

John McCafferty 著　杨高怡 译

学习目标	3
什么是超声？	4
超声在组织中的特性	4
超声成像	5
图像采集	6
扫描模式	7
彩色多普勒模式	9
优化图像	10
床旁即时超声使用的超声设备	12
超声的安全性	14

学习目标

- 了解医学超声成像的基础物理学原理。
- 了解医用超声扫描仪的硬件组成。
- 了解不同的成像模式：B型、M型和彩色多普勒模式。
- 了解如何获取超声图像，了解成像原理。
- 了解如何优化超声图像。
- 了解床旁即时超声（POCUS）设备的选择。
- 注意床旁即时超声（POCUS）中的安全性因素。

什么是超声？

超声波是通过换能器的重复机械振动而产生的一种机械波，它经过介质间的相互作用而传播。单位时间内振动的次数被称为频率。超声波是指频率超过人耳听觉阈值（>20 kHz）的声波（图1.1）。超声诊断所用频率范围为3.5~20MHz。

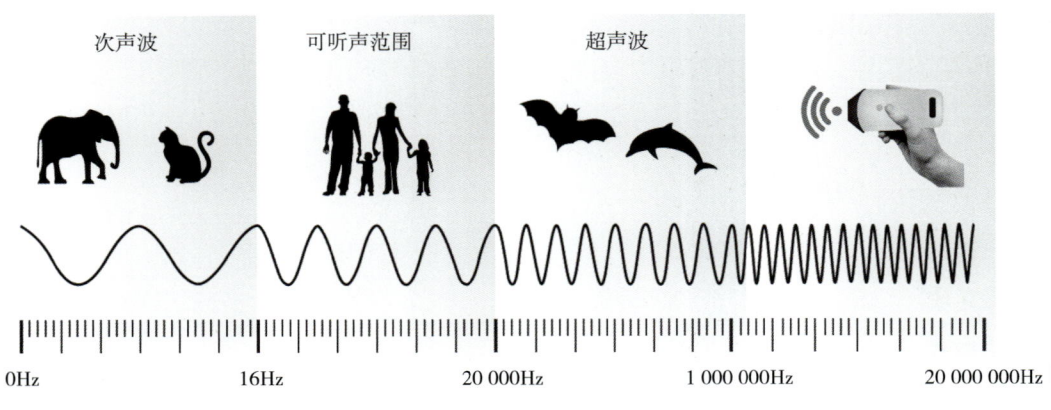

图1.1　医用超声波的频谱与其他声波频谱的比较

超声在组织中的特性

B型超声图像是由界面反射和介质内不均匀小界面的散射产生的回声构成。反射发生在具有不同声阻抗的两种介质之间的交界处，例如两个器官之间的交界处。声阻抗定义为介质密度和声速的乘积。

超声波反射回组织/器官或透过组织/器官传播取决于界面声阻抗的差异。如果差异小，超声波大部分被透过，很少被反射；如果差异大，超声波大部分被反射，很少被透过。例如，液体或水的声阻抗值较低，会传播超声波，而骨骼是不良导体，超声波被反射回来（图1.2）。

组织/器官内的不均匀小界面导致超声波的散射。散射取决于散射体相对于超声波的频率/波长的大小。然而，这些小结构（包括红细胞）的散射远小于典型的界面反射，因此在B型超声图像中，界面反射产生的回声比软组织散射产生的回声更强。

介质	声速（m/s）	阻抗（Ra, ×10^6）
空气	330	0.0004
脂肪	1450	1.38
水	1480	1.48
软组织	1540	1.63
大脑	1540	NA
肝脏	1580	1.65
肾脏	1560	1.62
血液	1570	1.61
肌肉	1580	1.70
眼晶状体	1620	NA
颅骨	4080	7.80

图1.2 人体内介质的阻抗值。空气的声阻抗值非常低，因此超声波在空气/介质界面上产生强烈反射。为了消除探头与皮肤之间的空气界面，在超声检查时使用耦合剂

超声成像

超声成像是利用组织声学特性的差异来构建人体内结构的图像。超声信号由探头产生，探头包含一组微型压电晶体，当被电信号激发时，以设定频率振动并传输超声波信号。探头也是一个接收器，通过压电晶体检测反射信号，同时在传输过程"聆听"，被称为发送-接收模式（图1.3）。对反射信号进行处理，使来自反射超声波的高强度信号表现为屏幕上回声较强的区域。因此，复杂的信号处理可以在屏幕上显示为灰阶超声图像（图1.4）。

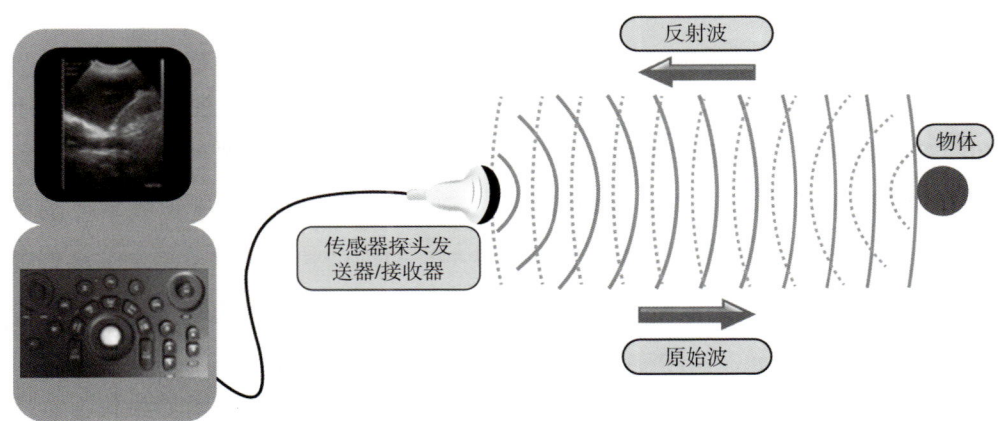

图1.3 超声探头作为超声信号发射器和接收器的操作原理示意图

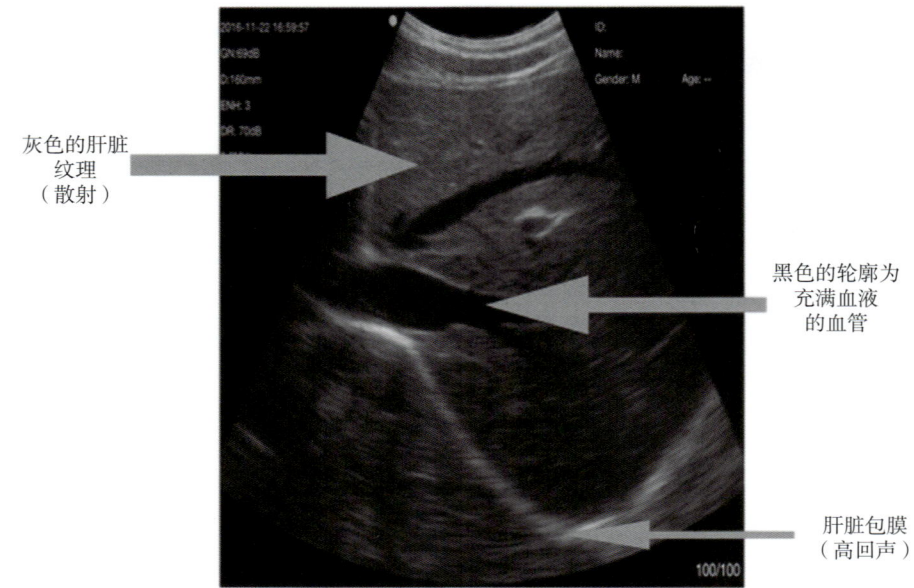

图1.4 肝脏的超声图像,显示灰色的肝脏纹理(散射)、肝包膜的明亮轮廓(边界反射)和黑色的(充满液体)血管

图像采集

超声探头内包含了由一组元件构成的换能器,可以以线阵、凸阵和相控阵形式排列(图1.5)。有一些新技术可将压电晶体替换为数千个可编程微机械加工传感器的二维阵列,这些传感器基本上具有与压电传感器相同的功能,并且在频率范围和易于批量生产方面更具灵活性。

凸阵探头产生的凸形波束可为检查更深的器官提供良好的视野,最常用于产科和腹部的超声成像,通常频率范围较低(2~5MHz),其发出的超声波有更好的穿透力。线阵探头产生的矩形波束可以更好地检查浅表结构,通常频率范围更高(7~12MHz)。相控阵探头采用对元件"发射"时间的精确控制,控制三角形超声波束的转向和聚焦,其超声波束较窄,探头具有较小的"接触面积",对声窗较小的部位十分有用,例如经肋间隙进行心脏扫查。

第一章　如何使用超声？

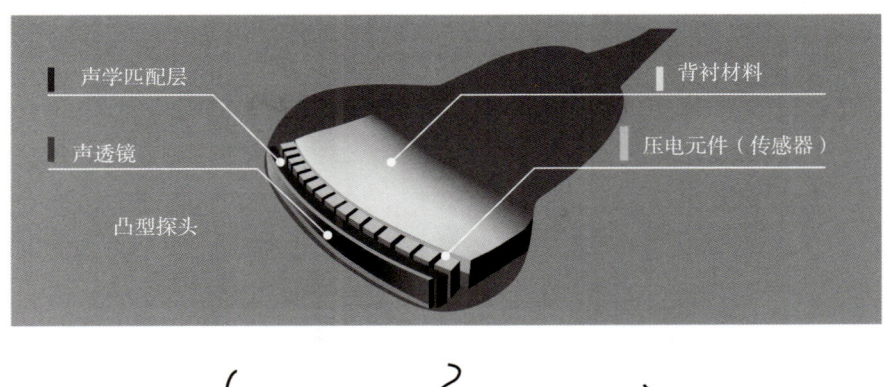

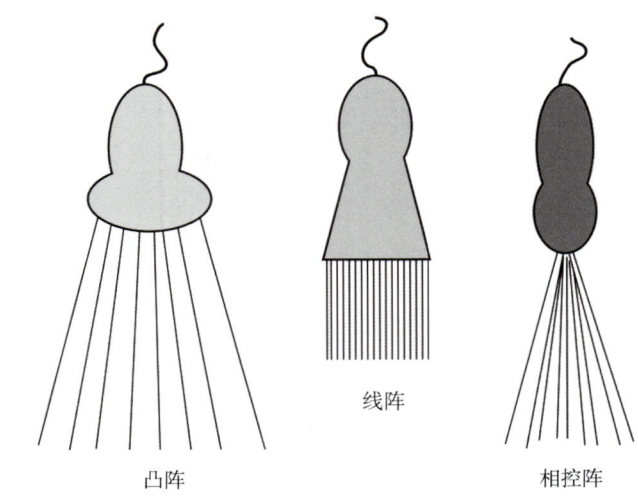

图1.5　探头结构和常用类型

扫描模式

B型模式（辉度调制）

B型模式是最常用的模式，通过凸阵、线阵或相控阵探头扫查生成二维灰阶图像。图形的形状取决于探头类型（图1.6）。

M型模式（运动模式）

M型模式是沿单条扫描线观察组织平面上的一维图像，以随时间变化的曲线显示并量化相应结构的运动。例如，可用于评估心脏瓣膜的关闭不全、狭窄或测量左心室功能（图1.7）。在胸腔中，可用于观察膈肌的运动和功能。

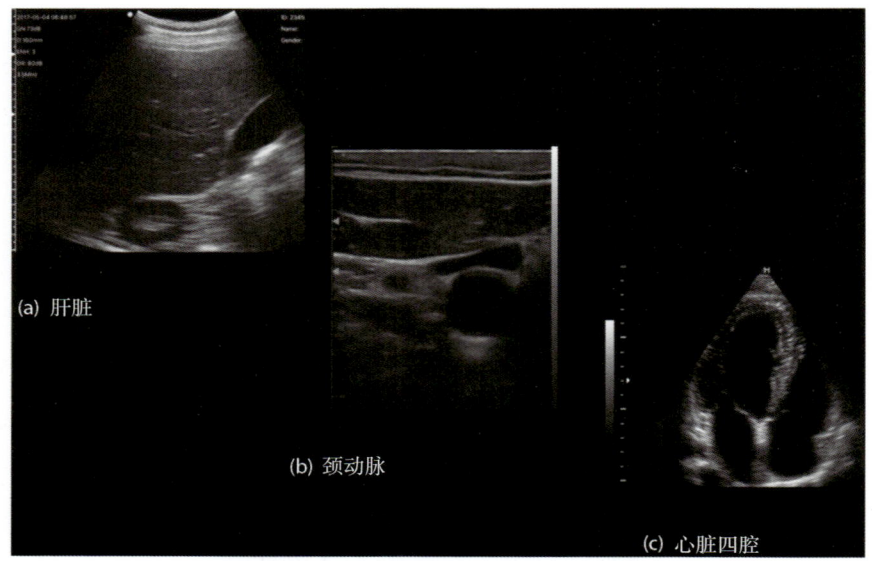

图1.6 B型超声图像：（a）肝脏（凸阵），（B）颈动脉（线阵），（c）心脏（相控阵）

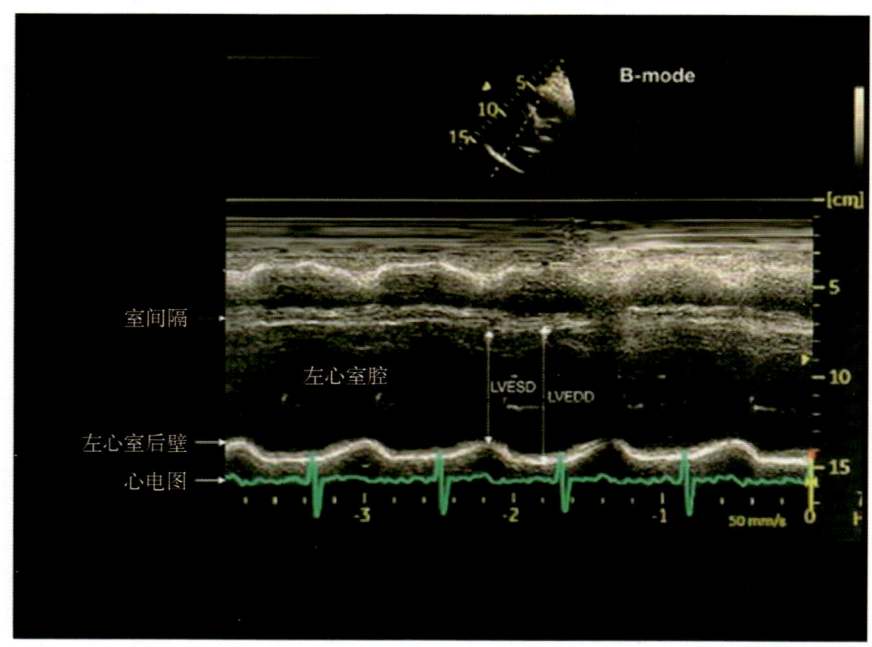

图1.7 对应心脏B型超声（图1.6）的M型超声图像。通过测量整个心动周期左心室大小随时间变化的曲线，来评估左心室功能。LVEDD：左心室舒张末期距离；LVESD：左心室收缩末期距离。（译者异议1：此图原著中室间隔、左心室舒张末期、收缩末期距离标注错误，译者已修改图片）

彩色多普勒模式

彩色多普勒模式可以对心脏的血流、组织内动脉和静脉系统进行成像。依靠多普勒效应可评估血流的方向和速度。1842年奥地利物理学家Christian Doppler首次描述了多普勒频移是因为波源和观测者的相对运动而产生的声波频率或波长的变化。或者对于一个固定的观测点，检测到的移动波源的频移。比如，汽车在远离或靠近观察者时汽车喇叭音调高低的变化。当汽车向观察者移动时，喇叭音调较高，反之，音调较低。

多普勒超声对结构和功能进行成像。将取样框放置在血管结构上，对心脏、血管或血管组织进行成像，然后，通过强大的信号处理能力计算出取样体积上的相移，得到血流运动的速度和方向。用频谱多普勒显示血流速度（图1.8），用颜色表示血流的方向（图1.8），蓝色表示背离探头的方向，红色表示朝向探头的方向。通过此原理可以量化流经心脏瓣膜和血管的血流，检测瓣膜阻塞（狭窄）或瓣膜漏（关闭不全）。

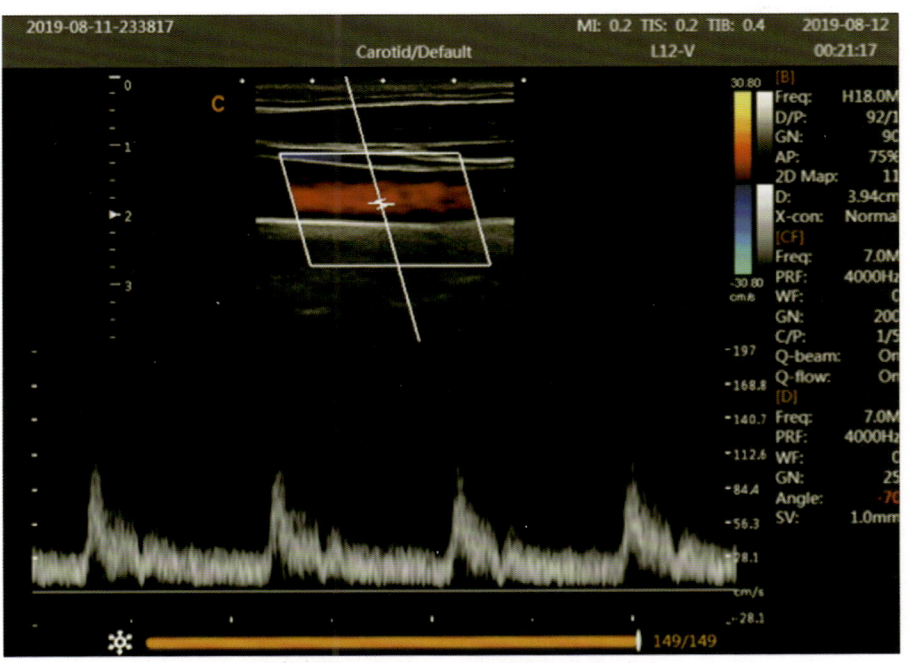

图1.8 彩色多普勒图像显示血管中各点的彩色编码平均速度，叠加在B型图像上。频谱多普勒测量取样容积内血管中心的血流速度

优化图像

为了优化相关解剖结构的超声图像，在调节超声仪之前，必须考虑许多因素。

耦合剂或凝胶

空气/皮肤界面需要耦合剂或凝胶来改善声学接触并减少伪影。由于油类会溶解探头上的橡胶或塑料，损伤探头表面，故最好选择水溶性凝胶。

探头方向

每个探头都有一个凹槽或标识来代表探头的前缘，通常，前缘对应于屏幕的左侧。在纵切面成像时（图1.9），探头凹槽应定位在最上方，以便从头到足侧（头尾方向）在屏幕上从左到右排列。在横切面上，探头标识应如图所示位于患者右侧，在冠状面上，探头标识应如图所示位于最上方。在实践中，通常使用斜平面扫描，尤其是沿肋间隙扫查胸部时，同样，探头标识应按照相同的原则保持在最高位置。

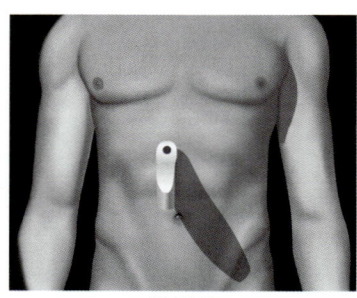

纵切面

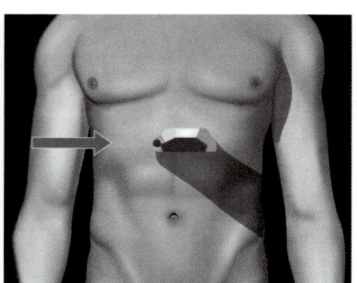

横切面

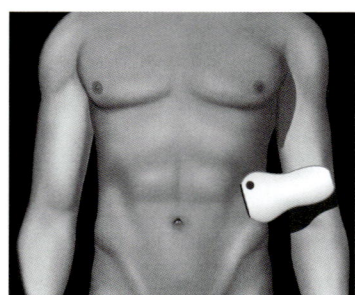

冠状面

图1.9 探头的位置和方向

第一章 如何使用超声?

功能键和预设

大多数现代床旁超声仪具有多种预设,可根据待扫描的解剖结构选择:如腹部、血管等,这样可减少进一步的手动调节。然而,对于体型和解剖变异等不可避免的因素,通常需要手动调节来优化图像。最重要的参数是:频率、增益、聚焦和深度(图1.10)。

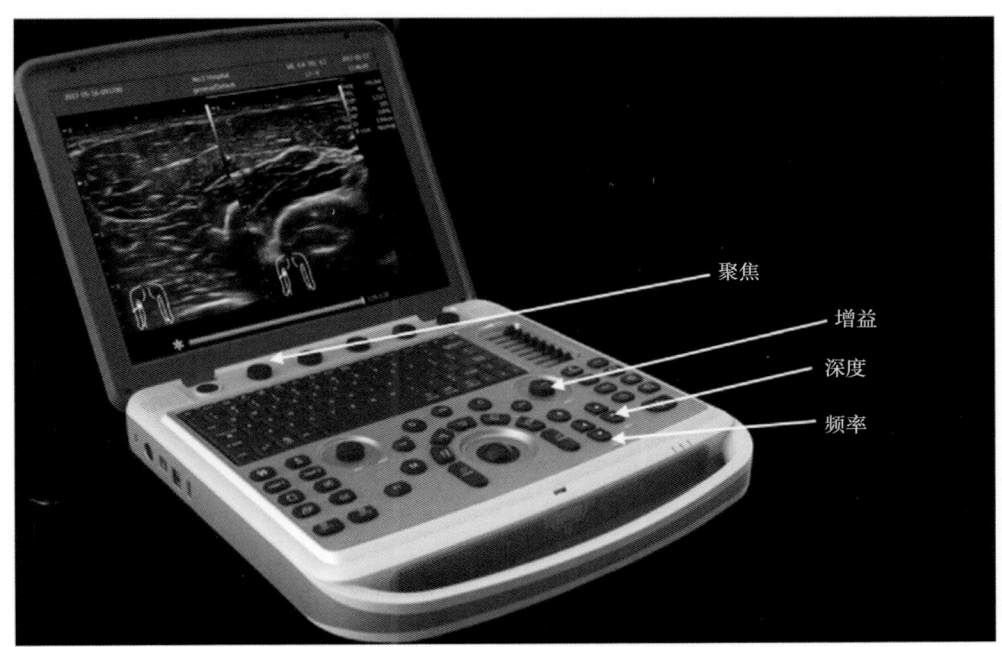

图1.10 笔记本电脑型超声仪的基本功能键(该图像为Chison Medical Technologies公司的产品Sonobook便携式B超机)。检查前最好先熟悉超声仪并识别对应的功能键

频率

较高的频率可使图像的空间分辨力更好,但会缩短波长,降低组织穿透力。为了提高组织穿透力,浅表血管或肌肉骨骼结构通常使用10~14MHz,深层结构和实体器官通常使用3.5~5MHz。

增益

该功能用于放大从身体反射的超声信号,起到扩音器的作用。放大信号的缺点是会增加噪声信号。对于肥胖患者，需要增加增益。时间增益补偿（TGC）也可以用于补偿随深度增加而损失的信号强度。调整TGC可以获得更均匀的灰阶图像。如果增加增益不能为诊断提供足够的信息，可以使用"输出功率"键增加（调到最大功率）超声波束的功率。

聚焦
有助于提高横向分辨力，即在相同深度区分两种结构，并根据感兴趣区进行调整。

深度
该功能可以根据感兴趣区调整视野。理想情况下，应使用全屏优化感兴趣区域。

其他功能
即使是最小的设备也能提供多种功能，包括存储患者信息、图像、录制视频以及长度测量。

床旁即时超声使用的超声设备

设备选择
目前，市场上有多种可供使用的POCUS设备（图1.11和1.12）。设备的选择取决于多种因素，例如成本、临床环境、便携性要求和扫描仪性能。随着信号处理能力的进步，即使是小型手持式设备也能提供极佳的图像质量。POCUS的成本已经显著下降，使该技术可供更广泛的从业者使用。

笔记本电脑设备
目前有很多特殊类型的便携式超声诊断笔记本电脑设备可供选择。这些设备可以手提，但如果配置有多个探头，可能不便携带，因此，通常选择放置在移动推车上。

第一章　如何使用超声？

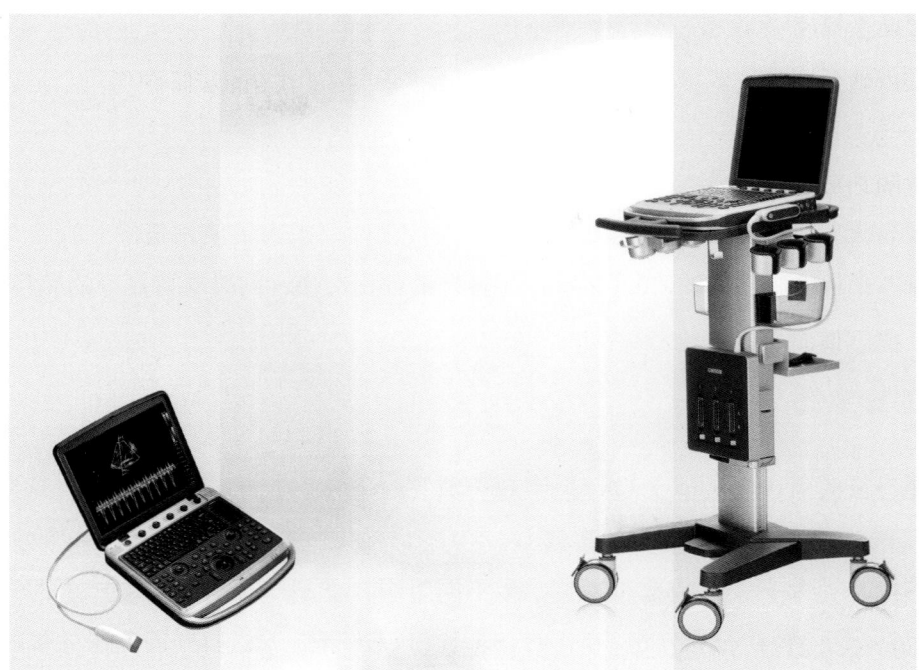

图1.11　便携手持式设备（Chison Medical Technologies公司的Sonobook 6/8系列）

有线

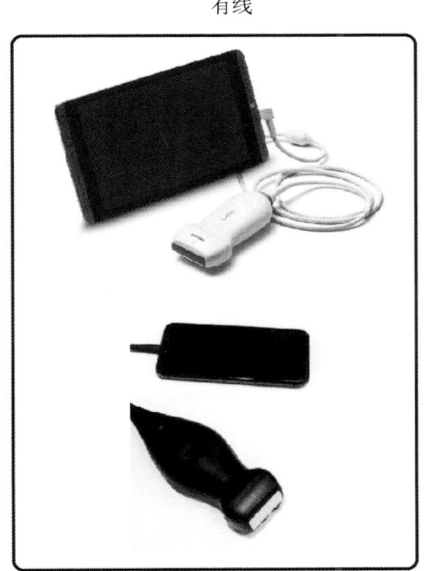

无线

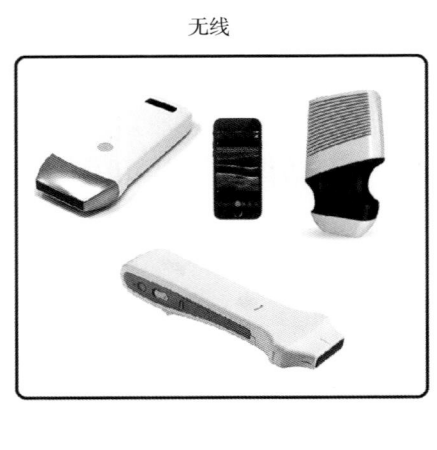

图1.12　有线和无线超声仪

有线智能手机/平板设备

目前有多种有线手持式设备可连接到专用屏幕或手机/平板设备上。

无线智能手机/平板设备

无线设备无需连接电源，根据人体工程学进行设计，扩大了使用范围。设备与智能手机或者平板电脑之间的wifi连接确保了良好的数据交换，同时支持良好的帧频率。

超声的安全性

虽然超声波具有极好的安全性，但当超声波穿过人体时，超声波经过的组织会吸收部分能量。超声仪上可显示两个参数，为用户提供关于使用超声可能导致的潜在影响的信息。第一：热指数（TI），指不同组织在受超声辐射时可能产生的升温效应，包括以下3种：扫查软组织时为TIS（软组织热指数）；扫查近焦点的骨的相关指数为TIB（骨热指数）；扫描颅骨附近时为TIC（颅骨热指数）。第二：机械指数（MI），指超声波通过生物组织时产生的潜在的生物力学效应。

  超声检查仅应在有医学指征的情况下使用，并由经过培训和有资质的超声医生或临床医生进行操作。应遵循"合理可行尽量低"（ALARA）原则。该原则是指在满足获得所需诊断信息或完成超声引导操作的条件下，使用最低的声输出水平（输出功率）。对胎儿和眼部进行扫描时，应特别注意尽可能减少多普勒成像的时间。

  应根据当地的规定采取预防感染措施。一般情况下，应在不同患者使用前后使用不含酒精的溶液彻底清洁探头。如果超声探头用于穿刺或术中时，则应将其放置在无菌套内。

第二章
床旁即时超声（POCUS）

John McCafferty　著　张燕　章美武　译

学习目标	15
POCUS的诊断价值	16
创伤和急诊监护	17
POCUS在重症监护中的使用情况	20
POCUS在基层医疗中的使用情况	21
运动医学	21
用POCUS保证影像引导侵入性手术的安全性	22

学习目标

- 经过60年的超声发展历程以及小型化技术的进步，使POCUS的携带式设备得到了广泛应用。
- 了解在医院中可以使用POCUS的各种专科领域。
- 了解创伤和急诊监护中常用的POCUS评估的基础知识。
- 了解POCUS在重症监护中的应用情况。
- 了解POCUS在初级保健、运动医学、农村医学、战场医学、灾难/热带医学中的使用情况。
- 了解POCUS在安全进行侵入性手术中的重要性。

自二十世纪中叶Glasgow大学Ian Donald教授发明了超声检测技术以来，已经历了漫长的发展过程。早期的超声仪体积非常大，会占据很大的空间，随着数字技术的进步、探头的小型化，现在临床医生已可以取代放射科医生在床旁使用这些设备，超声仪变得越来越简洁和便携，因此确立了床旁即时超声（POCUS）这一名词概念。POCUS已经具备基本的超声诊断能力，目前已应用到越来越多的临床工作中。无论是在床旁、重症监护室（ICU）、急诊室还是门诊，临床医生掌握如何使用超声作为检查工具是一项必要的技能。超声仪可以显示解剖结构，对临床病史和体格检查进行补充，优化快速诊断并确保介入手术的安全性。目前，POCUS正被纳入医学生、医生助理、高级护士和理疗医师的本科培训中。POCUS是一个快速发展的领域，但由于全球发展不平衡，因此POCUS的应用场景差异也很大，甚至在发达国家的医疗保健系统中也存在许多差异。

POCUS的诊断价值

POCUS在住院患者中应用广泛（表2.1），POCUS可以用于多种疾病的诊断，但需要的培训内容和技术有所不同。每家医院的不同专科都应该使用POCUS，以提高诊断效能、决策和安全。

表2.1　在医院/二级监护环境中可以使用POCUS的情况

- 心脏
  LV评估、RV评估、心房大小、心包积液、心室肥厚、严重瓣膜异常
- 呼吸系统
  胸腔积液、气胸、肺实变、肺水肿
- 腹部/肾脏
  游离液体、胆结石、肝脏或脾脏病变、阑尾炎、尿潴留、肾盂积水
- 血管
  DVT、AAA、闭塞性/狭窄性动脉疾病、静脉反流
- 肌肉骨骼
  关节积液、骨折、活动性滑膜炎、软组织损伤
- 手术
  穿刺术、胸腔穿刺术、CVC置入、PIV置入、动脉导管置入、关节穿刺术、脓肿引流、腰椎穿刺
- 创伤
  FAST、eFAST、FEEL

缩略语：AAA：腹主动脉瘤；CVC：中心静脉导管；DVT：深静脉血栓形成；LV：左心室；PIV：外周静脉内导管；RV：右心室；FAST：创伤超声快速评估法；eFAST：扩展的创伤超声快速评估法；FEEL：紧急生命支持中的快速超声心动图

创伤和急诊监护

除了创伤和急诊/重症监护医学之外，大多数医院的各专科对POCUS的使用仍然不太完善。创伤和急诊专科多采用基本的流程方法，并将其纳入培训医生的课程要求中。包括BLUE（床旁急诊肺部超声）、RUSH（休克和低血压快速超声检查）和CLUE（心肺限制超声检查）方案。

FAST（创伤超声快速评估法）

在英国，最常用的评估方案是FAST或eFAST（扩展的创伤超声快速评估法，见表2.2）。急诊创伤患者可在院前或事发地和急诊（A&E）科进行快速扫查（图2.1和2.2）。

表2.2 eFAST检查的诊断潜能

解剖位置	诊断
胸部	气胸
	肋骨骨折血胸
	血胸
右侧腹部	腹腔内出血（如肝出血）
骨盆	盆腔内血肿
左侧腹部	脾破裂/裂伤和出血
心包	心包积液/填塞

FEEL（紧急生命支持中的快速超声心动图）

该评估方案将POCUS纳入高级生命支持（ALS）培训中，不仅可以查找心脏骤停的潜在可逆性原因，还可以查找可能影响预后的因素（见表2.3）。当患者出现心脏骤停时超声心动图应与脉搏检查同步应用，从而减少心肺复苏（CPR）过程中的无血流间期（图2.3和2.4）。

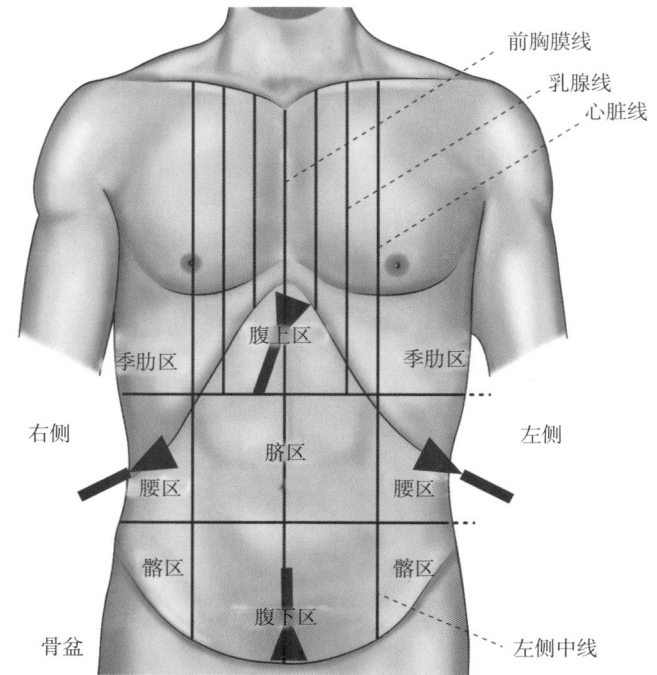

图2.1　创伤患者FAST检查评估方案的解剖学标志

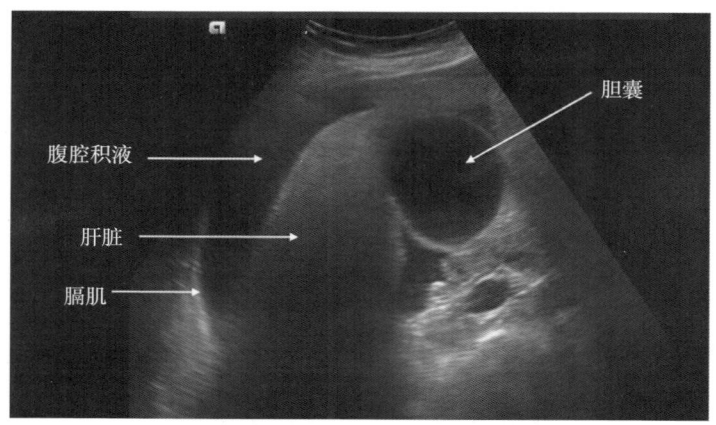

图2.2　FAST检查的超声图像，右上腹显示腹腔积液（提示出血）

表2.3　使用POCUS评估心脏骤停的可能原因

心脏骤停/循环衰竭的潜在可能病因：
- 心肌功能不全（包括急性心肌梗死）
- 心包积液（PC）
- 肺栓塞（PE）
- 低血容量
- 张力性气胸

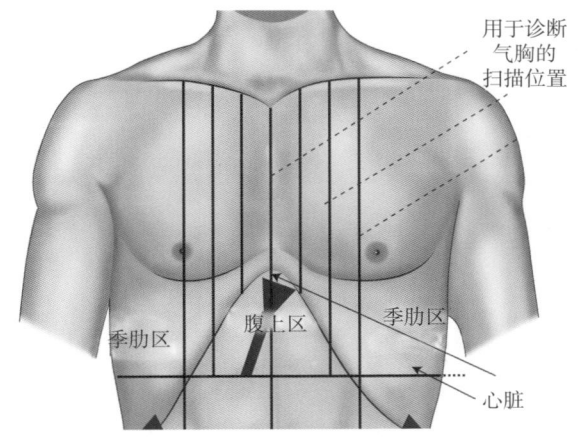

图2.3　图中所示的扫查位置，可以识别心脏骤停的潜在可能病因

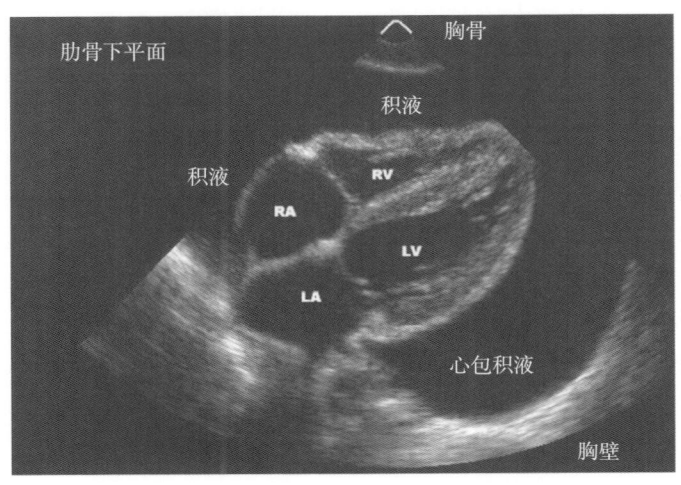

图2.4　FEEL方案的超声图像显示有大量心包积液，这是引起心脏骤停的潜在可能性原因

重症监护中的POCUS使用情况

超声在重症监护中已经得到了广泛的应用,并且正在迅速扩展。通过实时显示血管和器官,不仅可以提高手术中的安全性(相较于无超声引导的手术),还可以提高那些不愿意做CT或MRI检查患者的诊断准确性(以图2.5为例,介绍如何使用超声评估重症患者)。表2.4概述了POCUS在重症监护工作中的使用情况。

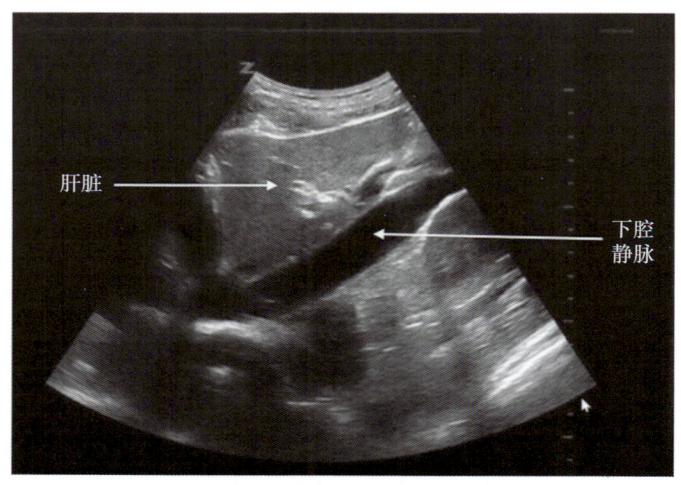

图2.5 上腹部与下腔静脉(IVC)的超声图像。有呼吸衰竭的证据,表明充盈不足,需要进一步液体复苏

表2.4 在重症监护中POCUS的使用情况

解剖位置	诊断
胸部	机械通气患者发生的气胸 肺水肿 肺实变 胸腔积液
心脏(超声心动图)	LV功能 心包填塞 RV功能
血管	CVC置入 DVT IVC(容量状态)

续表

解剖位置	诊断
腹部/肾脏	腹腔积液
	肾盂积水
	腹水
	膀胱流出道梗阻

LV：左心室；RV：右心室；CVC：中心静脉导管；DVT：深静脉血栓形成；IVC：下腔静脉

POCUS在基层医疗中的使用情况

POCUS在基层医疗中的应用情况取决于当地的医疗保健制度和系统。如果基层医生可以及时得到超声科提供的会诊，那么全科医生（GPs）就不太会使用POCUS。然而，全球范围内，在农村地区或超声科医生数量有限时，基层医生使用POCUS的场景在逐渐增加。来自美国医疗保健系统的研究显示POCUS是心力衰竭、腹主动脉瘤（AAA）、胆结石和深静脉血栓形成（DVT）的良好的筛查工具。英国和欧洲的许多基层医生发现POCUS除了应用于这些领域外，还用于诊断肌肉骨骼损伤或指导关节内类固醇注射。随着培训和技术的普及，POCUS在基层医疗中的应用已越来越广泛。

运动医学

在运动医学领域，POCUS是医生和理疗师最常用的诊断技术，不仅用于诊断急性损伤，还用于评估慢性损伤和监测治疗效果。此外，由于POCUS的便携性，可用于在赛场上快速现场诊断（图2.6）。

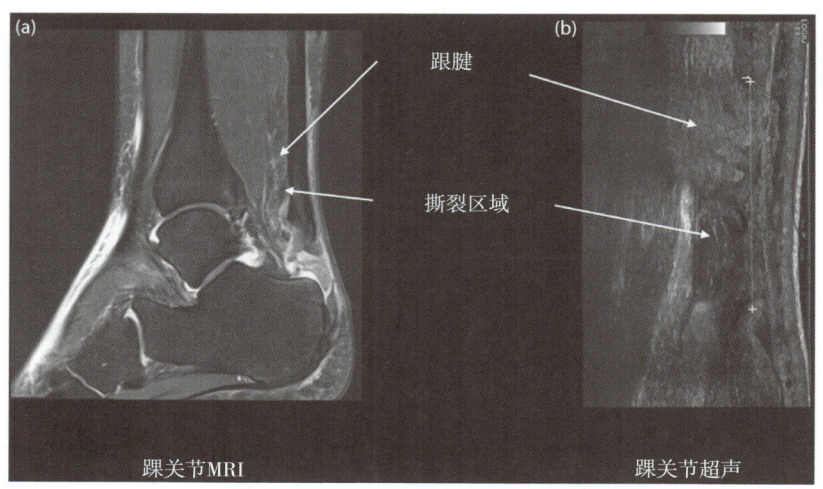

图2.6 足球运动员跟腱撕裂病例

用POCUS保证影像引导侵入性手术的安全性

十年前，大多数侵入性手术还只通过解剖标志引导（盲穿）。因其具有潜在的风险，被认为是一种不可靠的方式。超声提供了可识别解剖结构的声窗，通过适当的培训，操作者可以利用超声成像精确地分辨相关解剖结构，从而确保了手术的安全性和精确性。随着安全意识的提高，超声已成为侵入性手术的必用引导工具，并成为临床指南的一部分。

血管通路

建立血管通路是住院患者常用的侵入性手术。如果需要建立长期的静脉通路，可以采用外周静脉插管、中心静脉或经外周静脉的中心静脉置管（PICC置管）（图2.7）。在重症监护室中，通常需要放置中心静脉导管。

胸腹水引流

胸膜腔（胸腔积液）或腹部（腹水）内的积液通常需要引流来缓解症状或获得液体样本以辅助诊断。放置引流管可能会存在潜在的风险，有可能意外刺穿血管结构或其他器官。POCUS有助于将导管准确置入积液处（图2.8）。

第二章　床旁即时超声（POCUS）

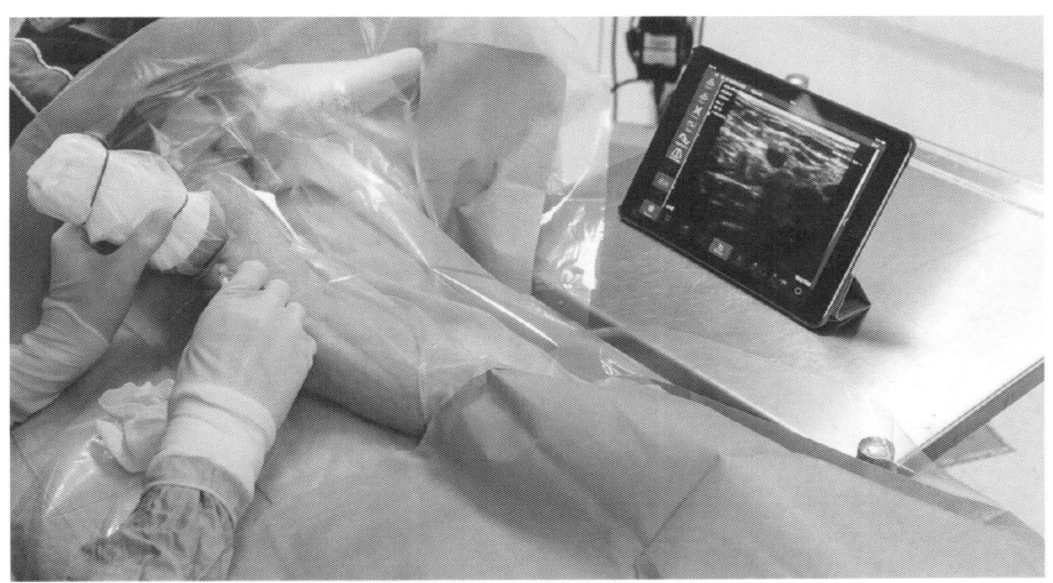

图2.7　使用无线超声引导在贵要静脉上注射局部麻醉剂（为中心静脉或PICC置管做准备）

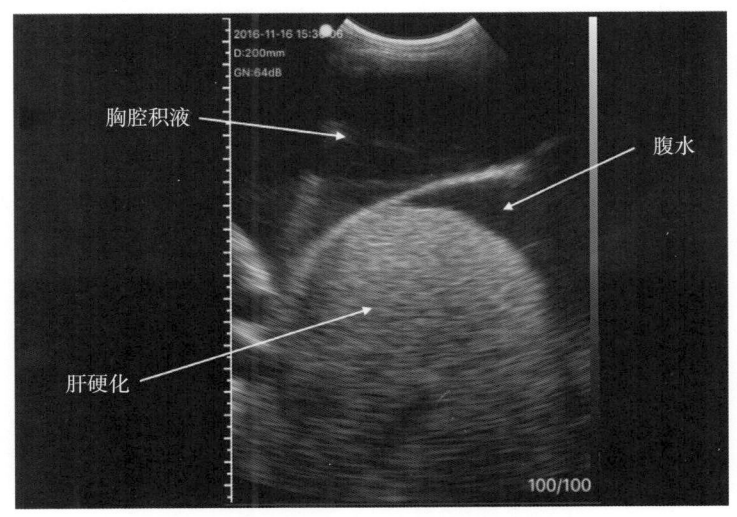

图2.8　肝硬化腹水患者右侧大量胸腔积液

神经阻滞

神经阻滞在许多临床场景中也会经常用到，例如在很多手术中需要实现局部麻醉。在图2.9中，手术前在超声引导下进行胫骨神经阻滞，麻醉踝关节以下的足部。超声引导提高了神经阻滞的有效性，降低了发生并发症的风险。

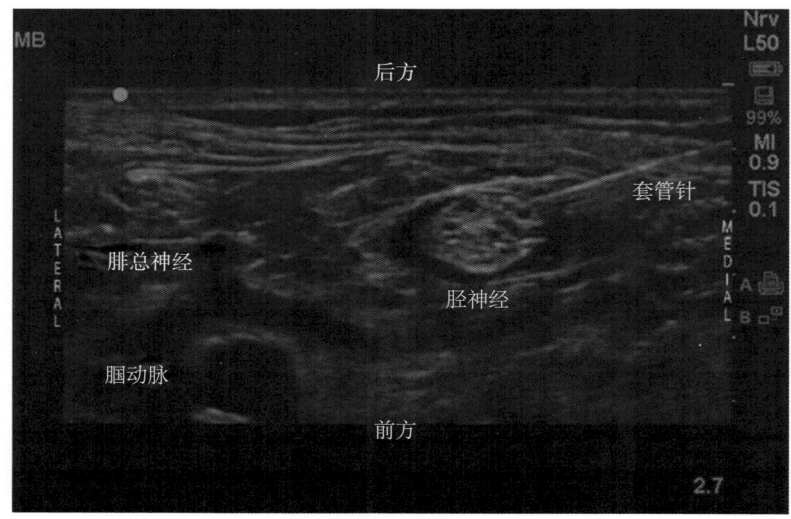

图2.9　足底深部撕裂伤患者的胫骨神经阻滞,需要进行伤口探查

关节积液抽吸

关节积液通常需要干预治疗,以排除脓毒性关节炎,并辅助诊断急性关节肿胀。超声可确保穿刺针位置放置准确,避开血管和神经,以保证关节穿刺的安全性(图2.10)。

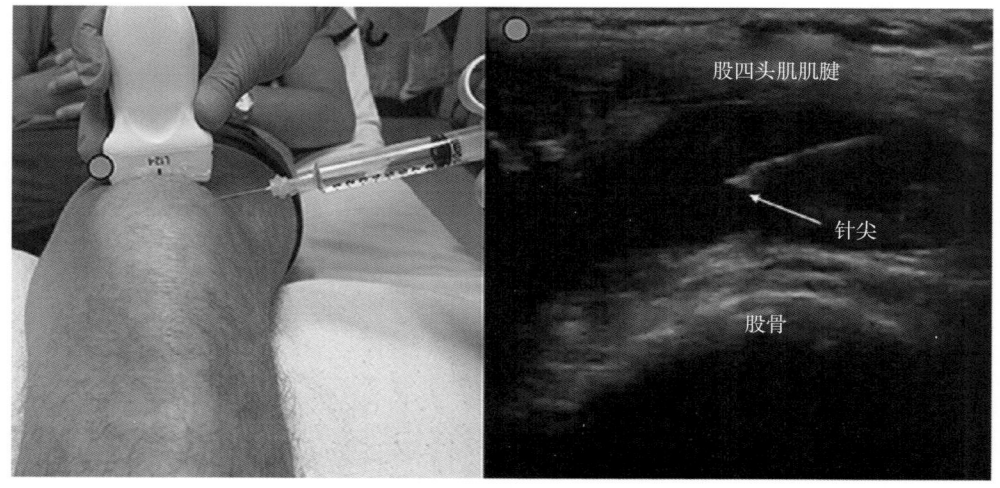

图2.10　发热伴右膝急性关节肿胀患者超声引导下的穿刺抽液

第二部分

人体各系统超声检查

第三章
颈部超声

Kirsten MS Kind 著　张　旭　范晓翔　译

学习目标	27
颈部解剖结构	27
甲状腺超声成像	30
涎腺超声成像	32
颈部血管超声成像	33
淋巴结超声成像	34
常见疾病	36

学习目标

- 了解颈部的解剖结构知识，包括甲状腺、甲状旁腺、涎腺、颈动脉、主要血管和淋巴结群。
- 了解对颈部成像时应选择的超声探头。
- 能够对颈部进行基本的超声评估，并识别正常的解剖结构。
- 基本了解颈部常见疾病的超声诊断。

颈部解剖结构

颈部的解剖结构复杂，应仔细研究，重点掌握。本章将全面概述相关的解剖结构，以便医生在超声实践工作中能熟练应用。

甲状腺

甲状腺位于甲状软骨和环状软骨的前方,从第五颈椎(C5)一直延伸到第一胸椎(T1)。有两个侧叶,位于气管两侧,中间以峡部相连。每个侧叶都有上极和下极。动脉血供来自甲状腺上、下动脉,经甲状腺上、中、下静脉回流(图3.1)。

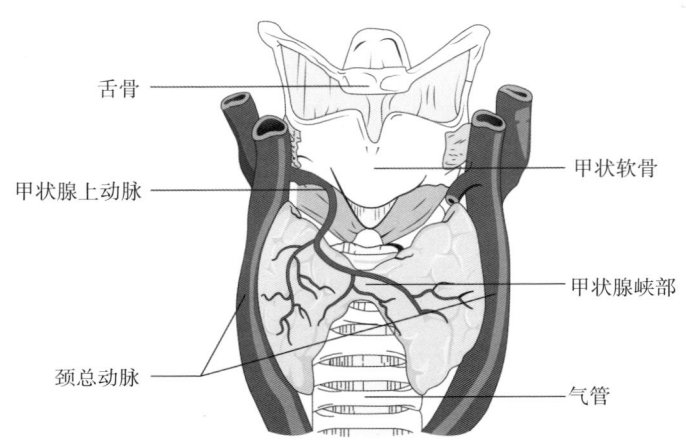

图3.1 甲状腺区域的解剖图

甲状旁腺

通常有4个甲状旁腺(有时可达12个),位于甲状腺的后部。上对甲状旁腺通常位于甲状腺中1/3的后面,下对甲状旁腺则位于甲状腺下极的外侧。甲状旁腺很小,呈卵圆形,除非存在病理性增大,否则很难在超声图像上显示。

涎腺

我们通常用超声评估两种主要的涎腺:腮腺和颌下腺(图3.2)。舌下腺由于体积小,位于舌下,很难用超声进行评估。腮腺位于耳前(腮腺间隙内),可向下延伸至下颌角,位于下颌骨支周围,分深叶和浅叶。腮腺内有面神经、颈外动脉和下颌后静脉通过。腮腺内常见小的淋巴结,属于正常的表现。颌下腺位于面部两侧的下颌骨后面,分深叶和浅叶,通过颌下腺导管将唾液排出至口腔底部。

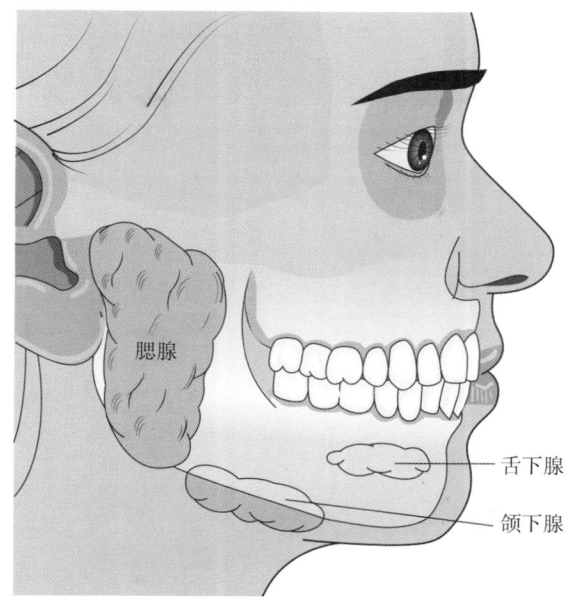

图3.2 涎腺解剖图

血管

超声可以很好地评估穿过颈部的一些重要血管结构。主要的动脉有颈动脉，位于颈部中间，颈动脉在甲状软骨水平分叉为颈内动脉和颈外动脉。颈动脉的外侧是颈内静脉。颈外静脉较细，走行于胸锁乳突肌浅层，用超声进行评估的临床意义较小（图3.3）。

淋巴结

颈部有几组重要的淋巴结，超声是极好的评估工具。淋巴结可以按解剖分组或水平分区，前者更常用于临床检查，而后者通常用于肿瘤医师和放射科医师进行淋巴转移评估（图3.4）。

　　无论是哪个部位的淋巴结，都应具有相似的形态。大致呈卵圆形，淋巴门清晰，其余回声均匀。如果一个淋巴结体积增大，但形态正常，则反应性增生淋巴结的可能性大，可排除恶性淋巴结。任何短轴测量值大于1cm的淋巴结均可视为"增大"。如果淋巴结呈混合回声，正常淋巴门结构消失或形态变圆，则怀疑恶性淋巴结转移，应进一步行影像学检查或活检/切除。多个异常淋巴结也可融合在一起形成较大的、分叶状的淋巴结肿块，而正常或单纯肿大的淋巴结更倾向于"聚集"而不是融合。

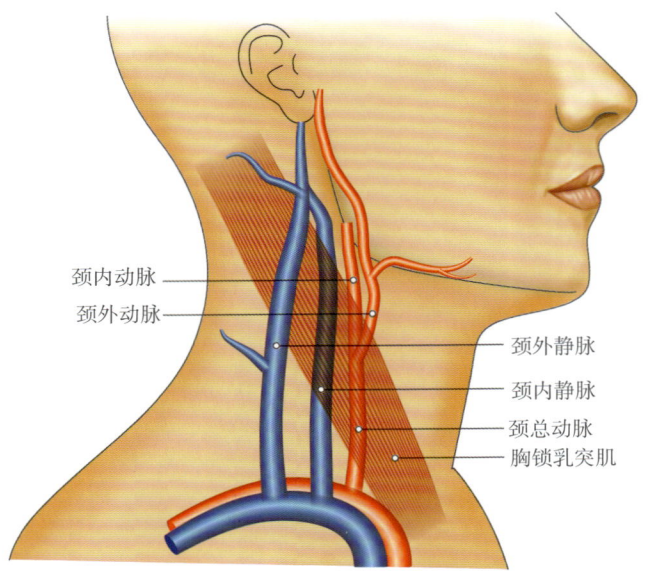

图3.3 颈部主要的血管系统

甲状腺超声成像

技术与方法

使用高频线阵探头，从颈部正中开始。横切面扫查整个腺体，采集峡部和两侧叶的图像。旋转探头90°，分别扫描甲状腺的左右侧叶，并采集更多图像。整个腺体的质地应均匀，左右侧叶的大小大致相同。如果扫查发现有局灶性结节，这时测量两个不同切面的最大径和彩色多普勒图像至关重要。正常甲状腺声像图见图3.5。

疾病特征

甲状腺的疾病可分为两类：弥漫性疾病和局灶性疾病。弥漫性甲状腺疾病（Graves病、桥本甲状腺炎）易引起甲状腺弥漫性肿大，回声不均匀，腺体内伴或不伴有局灶性结节。甲状腺局灶性结节可进一步划分为良性或恶性结节。尽管超声不能100%确定病变是否为恶性，但可以寻找和记录病灶的特征，有助于医生判断是否存在恶性的可疑因素，进行进一步检查。

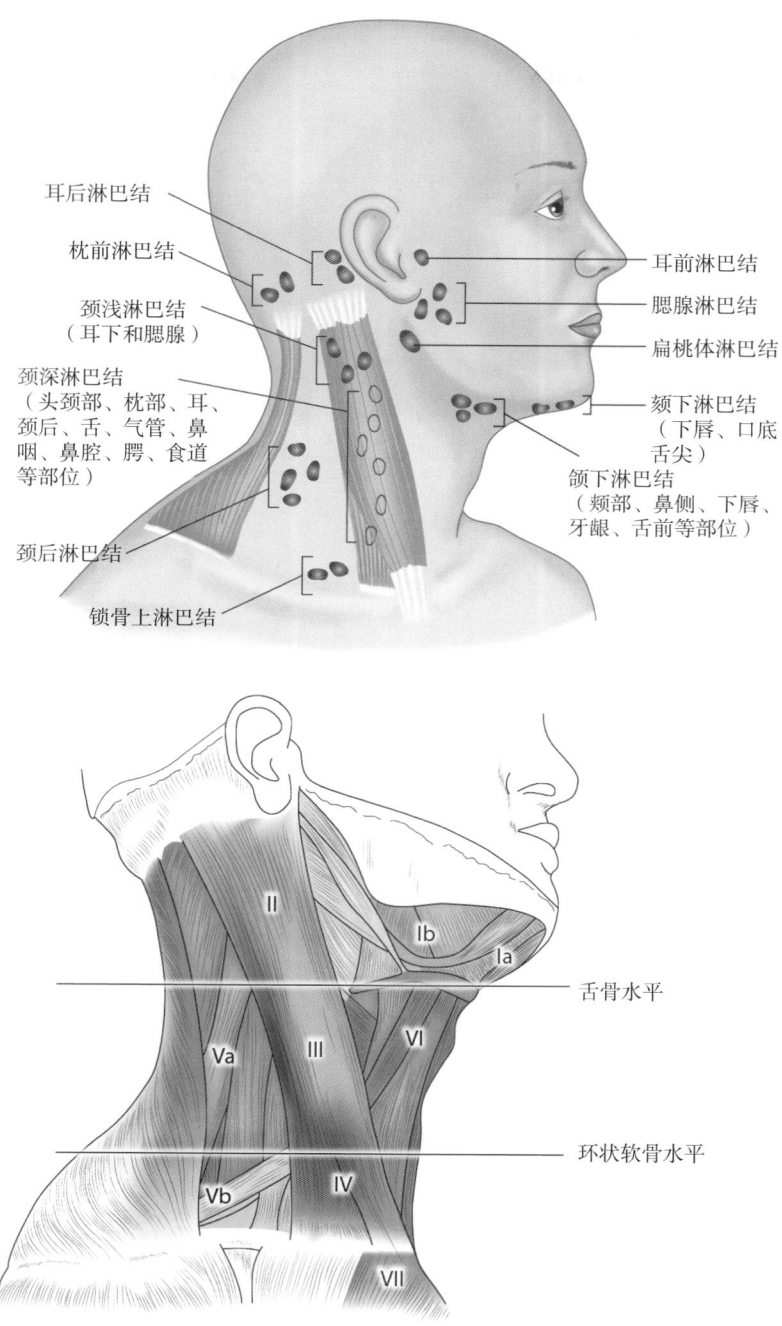

图3.4 颈部的解剖分组和淋巴结分区

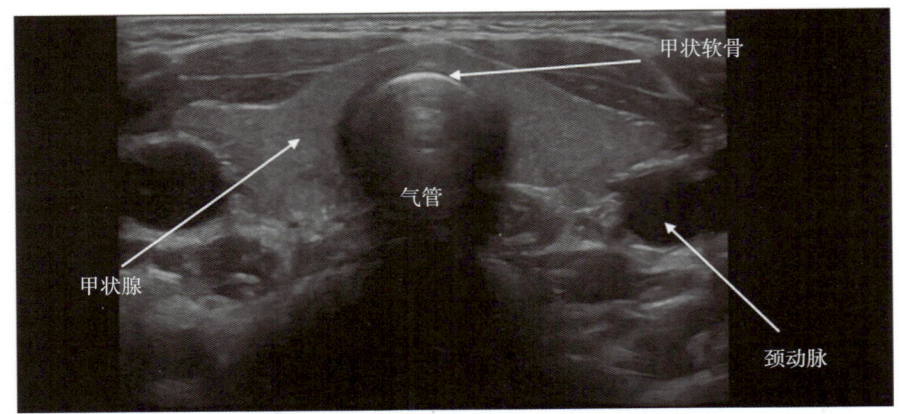

图3.5　甲状腺及邻近组织正常解剖结构的超声图像

疑为恶性肿瘤的征象：
- 边缘不规则
- 长径（纵径）大于短径（横径）
- 彩色多普勒超声探查到结节内的血流
- 低回声
- 钙化

尽管以上每一种征象都可在一定程度上支持诊断为恶性肿瘤，但这些特征同样可以在良性结节中发现，存在任意一个恶性特征的病变都应进行进一步评估，如果存在多个恶性特征，则应进行活检或细针抽吸活检（FNA）。美国放射学会（ACR）提供了用于评估超声甲状腺病变的评分系统，被称为甲状腺成像报告和数据系统（TI-RADS），有助于做出随访和进一步成像/监测的管理决策，可以通过互联网查找获得。

涎腺超声成像

技术与方法

应采集每个主要涎腺［腮腺、颌下腺和舌下腺（如可显示）］的纵切面和横切面图像，并双侧对比扫查。因为颈部大多数结构位置浅表，最适合用高频线阵探头成像。正常腮腺的超声图像见图3.6。

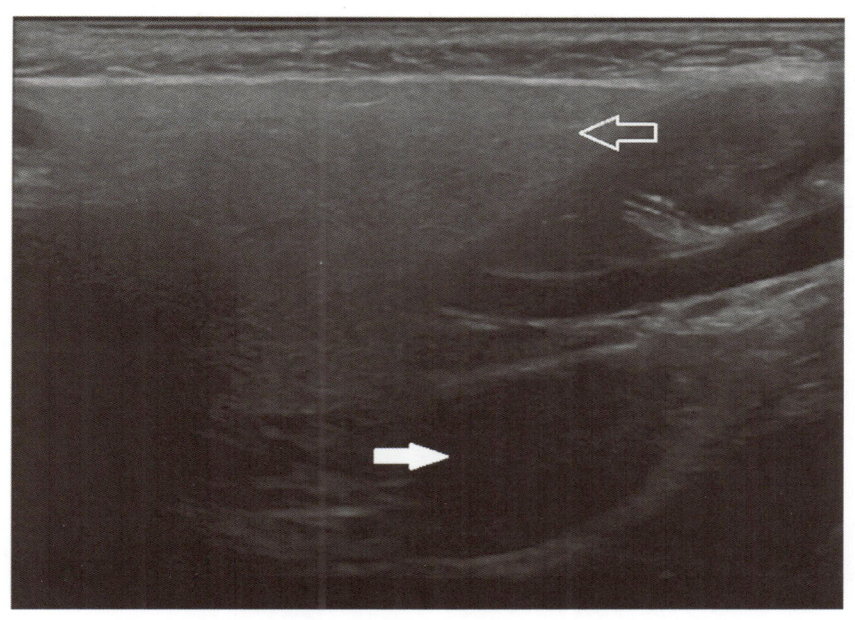

图3.6 腮腺的超声图像。纵切面显示的腮腺（空心白色箭头）和颈静脉（实心白色箭头）

疾病特征

涎腺弥漫性肿大有多种原因，鉴别比较困难。因此，对比两侧腺体进行取图，有助于我们在声像图中捕捉到细微的差异。局灶性涎腺病变，如涎腺结节，应在两个切面上测量，并用彩色多普勒进行检查。大多数局灶性涎腺病变是良性的；然而，大部分都需要活检来定性，所以通过超声进行评估对进一步的决策至关重要。涎腺良、恶性病变的界定标准并不明确，所以超声通常无法判断是良性还是恶性。可结合病变部位进行探查和判断。舌下腺比颌下腺的病变更容易恶变，而颌下腺比腮腺病变更容易恶变。涎腺内探查到淋巴结属于正常现象，通常体积较小，边界清楚，形态正常。任何异常增大的淋巴结均应引起注意。

颈部血管超声成像

宽带高频线阵探头更适用于颈部血管成像，能显示更多的血管。作为一名初学者，能够识别以下主要的颈部血管结构非常重要：

- 颈总动脉（CCA）
- 颈内动脉/颈外动脉（ICA/ECA）
- 颈内静脉（IJV）

在健康人群中，颈动脉应呈搏动状态，血管内无斑块/溃疡等疾病征象。颈内静脉靠近颈动脉，为易于压扁的较大血管结构（图3.7）。关于"血管扫查"的内容将在第八、九章进一步详细阐述，可以用彩色多普勒/脉冲多普勒进一步详细评估这些血管。我们要认识到，颈部血管扫查是一个比较高深的专业领域，尤其是颈动脉/椎动脉扫查。如果初学者发现了异常区域，则应将患者转诊给血管专科超声医生，进行更详细的评估。

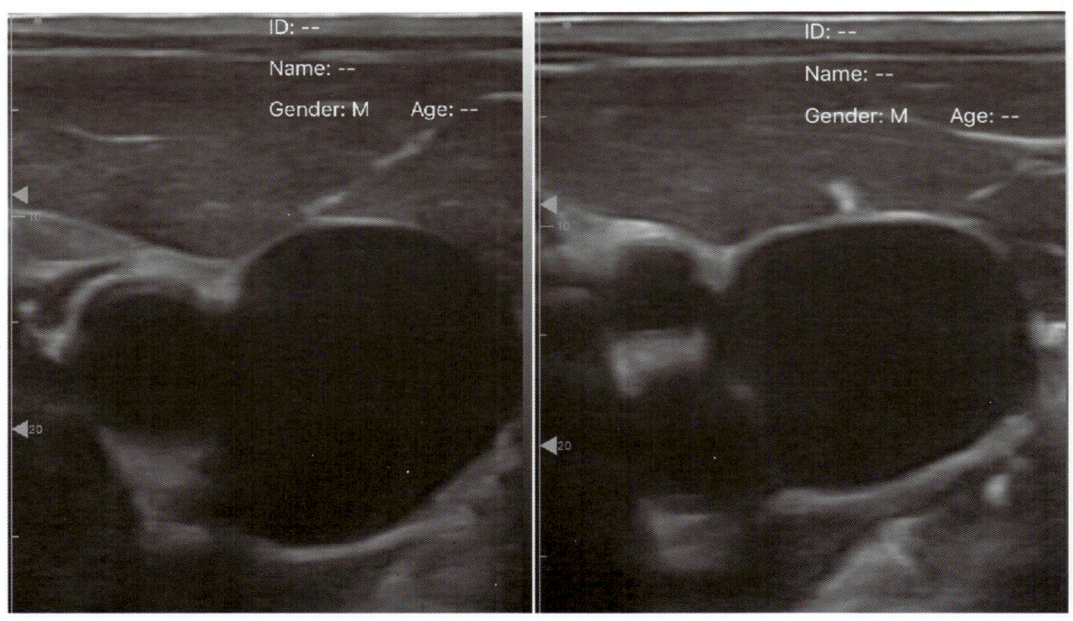

图3.7 颈部的主要血管。左图显示，较小的颈总动脉位于较大的颈内静脉附近。右图（超声探头向上移动）显示颈动脉分叉为颈内动脉和颈外动脉

淋巴结超声成像

技术与方法

与颈部的其他结构一样，高频线阵探头可以提供浅表淋巴结的详细图像（图3.8），

对显示淋巴结的结构有帮助。双侧对比扫查有助于区分正常淋巴结和异常淋巴结。

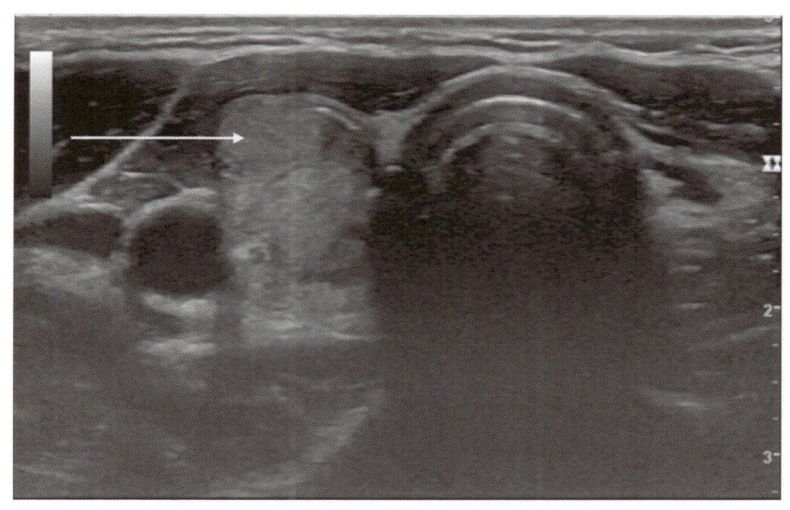

图3.8　7岁儿童颈部Ⅱ区正常淋巴结。注意低回声淋巴门（箭头）。它们的短轴测量值均小于1cm

疾病特征

多种原因可导致淋巴结异常，通常继发于感染或恶性肿瘤。现病史可为医生提供最可能的诊断线索。

恶性淋巴结的图像特征：

- 圆形，而不是卵圆形
- 正常淋巴门消失
- 血管增多
- 不均匀回声
- 内部坏死区域
- 增大（短径>1cm）
- 几个淋巴结融合

儿童来医院进行颈部超声检查，经常是因为父母在孩子颈部摸到了肿块。如果这些肿块与形态正常的淋巴结一致，并在超声上也显示为正常，有经验的儿科超声医师可以明确地排除其他疾病。

常见疾病（图3.9-图3.12）

甲状腺肿瘤

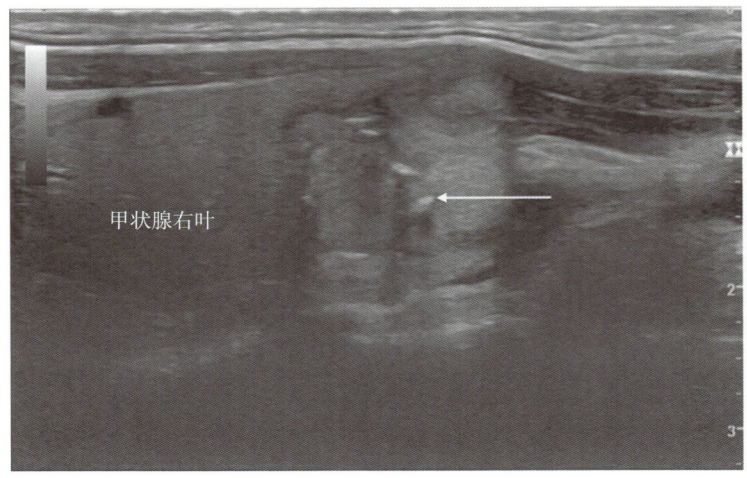

图3.9　甲状腺右叶混合回声病变（白色箭头）

甲状舌管囊肿

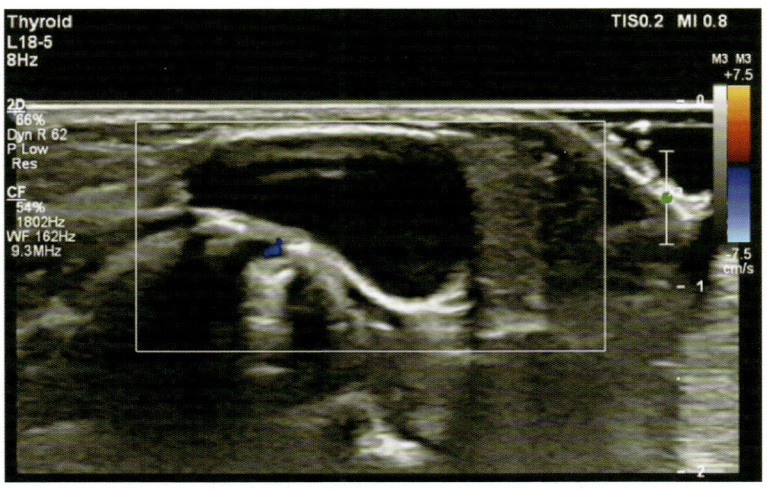

图3.10　甲状舌管囊肿。病灶表现为颈前部无回声区，彩色多普勒未见明显血流信号

淋巴瘤

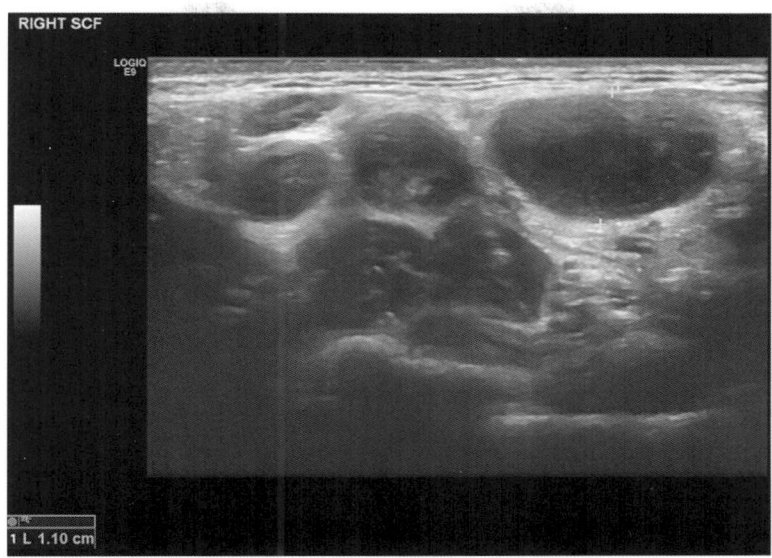

图3.11 淋巴瘤引起的多发异常淋巴结

腮腺脂肪瘤

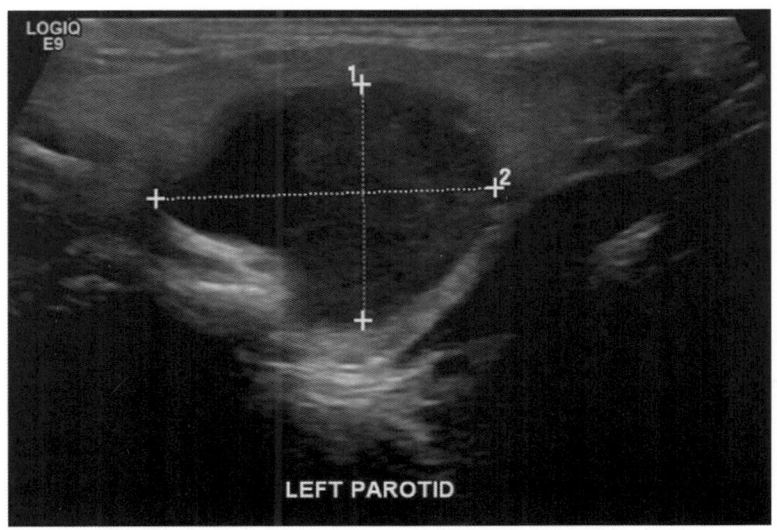

图3.12 腮腺脂肪瘤。注意图像上方正常的腮腺为均匀的高回声。但超声不能明确病变的性质，活检后诊断为良性脂肪瘤

第四章
胸部超声

John McCafferty 著　于秀蕾　陈萌晗　译

学习目标	39
胸部解剖结构	39
基础胸部超声评估	42
常见的呼吸系统疾病	45

学习目标

- 了解与胸部超声检查相关的基本解剖结构。
- 在进行超声诊断之前，了解超声检查的背景知识。
- 能够对胸部进行系统的超声检查评估。
- 采集并解读正常健康受试者的胸部超声图像。
- 能够识别可用超声诊断的常见呼吸系统疾病。

　　胸部床旁即时超声（POCUS）应尽可能结合患者完整的呼吸病史和临床检查，并了解相关的血液检查结果。许多情况下，POCUS有助于鉴别诊断，为获得可靠的诊断提供佐证，还可以帮助确定进一步行其他相关检查的必要性，如胸片、CT/MRI扫描、心脏超声心动图等。准确辨识胸部解剖结构可以使胸腔穿刺和胸腔引流置管等更安全。

胸部解剖结构

　　对胸部进行超声成像极具挑战性。首先，胸部被肋骨包围，因此声窗仅限于肋间隙（图4.1）。其次，肺是充满空气的结构，会强烈地反射超声波。胸部的边界可以根据适当的体表标志来界定：右侧横膈下方是肝脏，左侧横膈下方是脾脏。通过肋间隙仔细检查这些区域，可以显示胸膜的前面、侧面和上方。

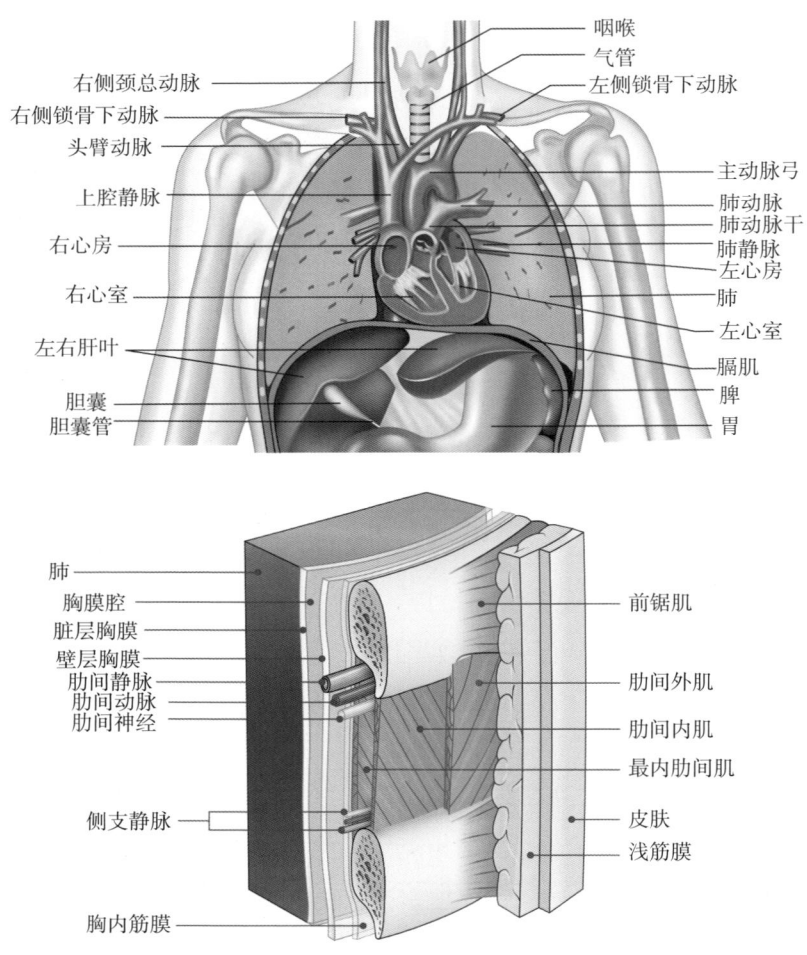

图4.1 胸部解剖结构，包括肋间隙的细节

胸部解剖的超声特征

肋间视图

图4.2为通过肋间隙显示的超声图像。从表面开始，依次为皮下组织和脂肪，然后是肋间肌，其条纹状外观和筋膜面截然不同。肋间隙被强衰减的高回声肋骨包围，声影延伸到肋骨深处。肌肉深处可见明亮的高回声胸膜线。使用高分辨率（频率）的

探头也可以识别脏层和壁层胸膜。在呼吸过程中可观察到这些滑动线——即所谓的"滑动征"。胸膜深处是充满空气的肺,胸膜有微弱的混响伪影——这些横线被称为A线。

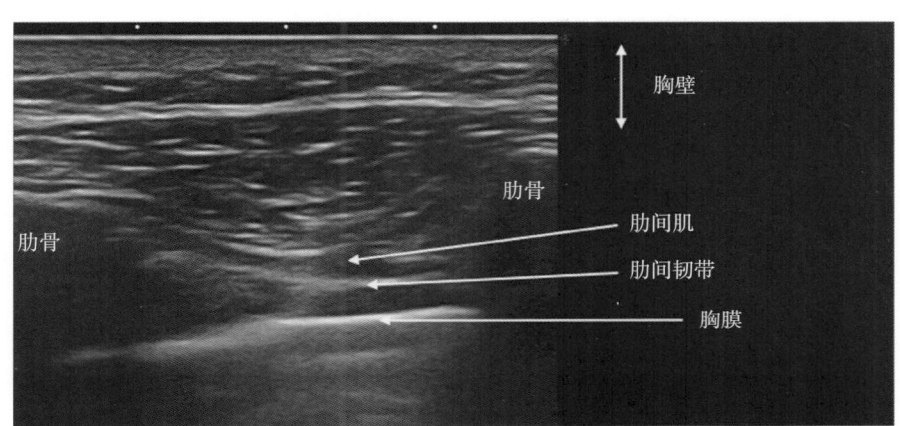

图4.2　通过肋间隙显示肋骨声影、胸膜线和A线

右下侧肝窗

将探头置于腋中线第8肋间水平,来界定胸部右下缘(图4.3)。

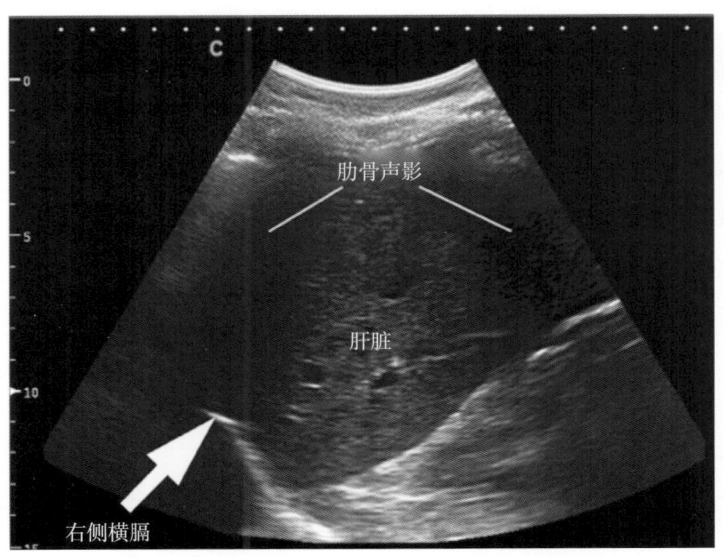

图4.3　超声图像显示右肋膈角、肝脏和右侧横膈

左下侧脾窗

左侧腋中线第8肋间水平，定义为胸部左下缘，找到左侧膈肌，脾脏在其下方（图4.4）。

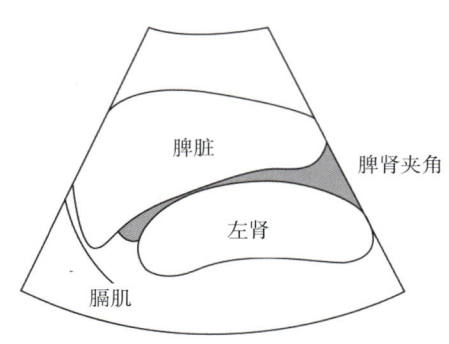 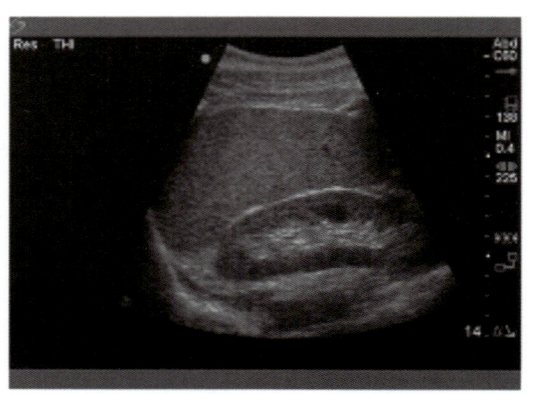

图4.4 超声图像显示左肋膈角、脾脏和左侧横膈

基础胸部超声评估

准备工作

在准备超声检查前，医生必须清楚了解检查的临床适应证、相关流程和需要解决的临床问题。在检查前，必须向患者口头说明检查流程，在某些情况下要签署知情同意书。操作应首选3.5～5MHz凸阵探头，以便显示胸膜、肺和膈肌以及下方与胸部毗邻的实体脏器。一般来说，建议腹部检查前进行预设，为优化图像可根据不同的检查对象调整设置，如第一章所述。

- 向患者进行自我介绍。
- 说明检查流程并获得口头同意。
- 洗手，戴手套。
- 用酒精湿巾清洁超声探头。
- 在整个评估过程中要有一位陪护人员在场。
- 让患者穿上检查服，以便在检查过程中暴露胸部。
- 患者呈45°坐在检查椅上（图4.5）。

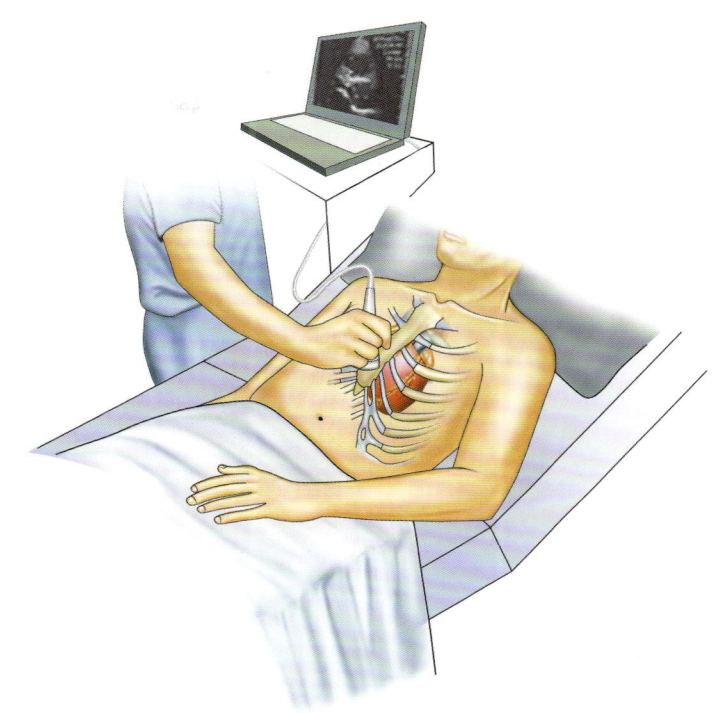

图4.5 胸部超声检查的体位

图像采集

以下概述了胸部的系统超声检查流程，但不包括第五章所述的心脏检查。在临床实践中，可以根据临床实际情况进行调整。请参考图4.6，了解相关的胸部体表解剖结构，有助于指导超声检查。

- 被检查者呈舒服的45°坐位，从检查前胸开始。超声探头从左侧第2肋间前缘最上面开始，观察超声图像，识别胸膜线和呼吸运动形成的"滑动征"。
- 左右交替检查至第8肋间隙。在每个位置上显示肋间隙和肺的解剖结构。
- 在第8肋间向外侧移动至腋前线，在右侧界定肝脏和右侧膈肌，在左侧界定脾脏和左侧膈肌。
- 对于每个病例都要尽量向腋中线外侧移动，以进一步确定胸部下缘，并通过呼吸确认膈肌运动。
- 接下来，让患者向前坐，再重复之前的步骤从后背检查胸部。

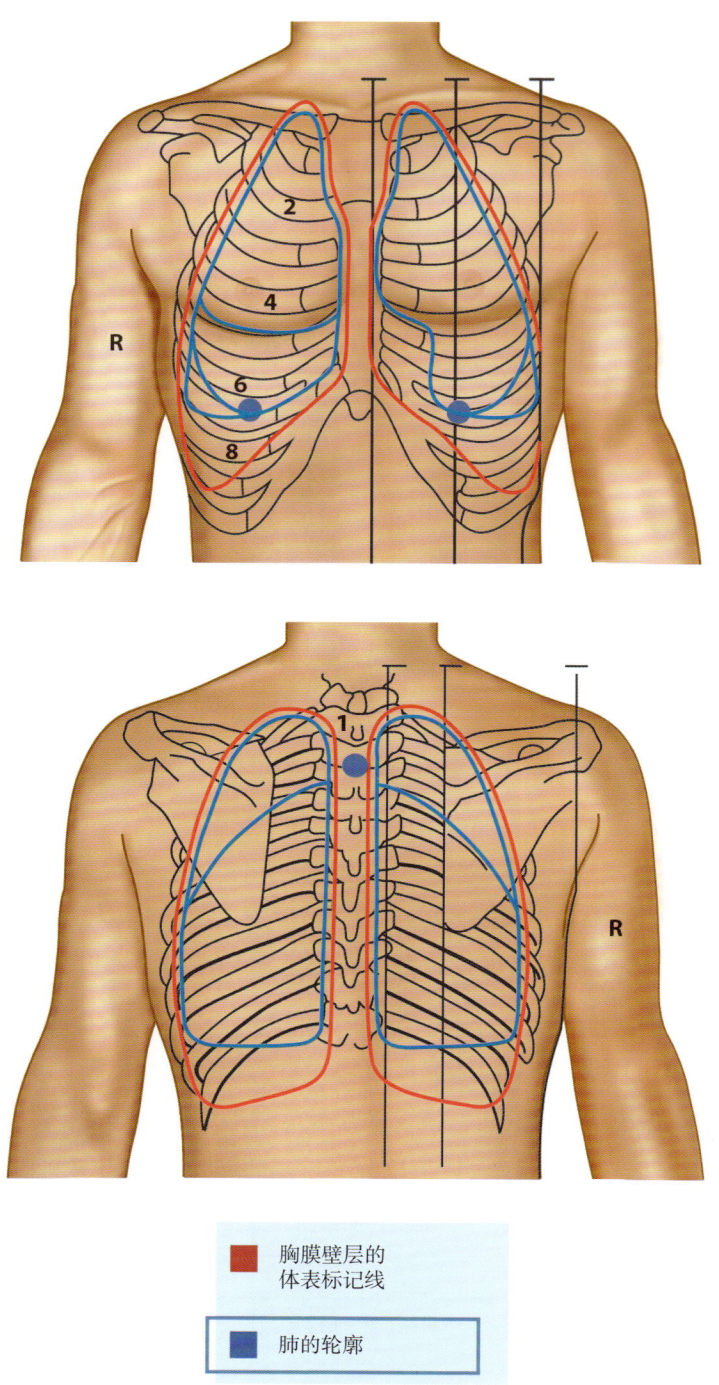

图4.6 勾画胸部体表标记，有助于指导超声检查

结束步骤
- 确保已记录你的发现并保存相关图像。
- 感谢患者的配合。
- 擦去患者皮肤上的超声耦合剂。
- 如果合适，协助患者穿衣服。
- 向患者解释你在检查中的发现。
- 必要时，确定下一步的检查或治疗。

常见的呼吸系统疾病

在熟悉正常胸部解剖的超声表现后，我们将介绍一些临床中常见的病理发现。

胸腔积液

胸腔积液是指胸腔内液体的异常积聚。可能由多种原因造成，根据其蛋白质含量和其他因素，通常分为"漏出液"或"渗出液"。更细致的鉴别诊断则通常需要使用超声观察积液，并在超声引导下对积液进行安全取样。

案例1

患者，男，65岁，临床表现为渐进性呼吸困难和体重减轻。有吸烟史，曾在当木工时接触过石棉。体格检查：体重指数低，静息时无不适，未吸氧情况下血氧饱和度为96%，脉搏和血压正常。心音正常，胸部听诊无杂音。胸部检查显示右侧扩张度减弱，叩诊呈浊实音，呼吸音消失。血液检查无异常，胸片和超声检查见图4.7。

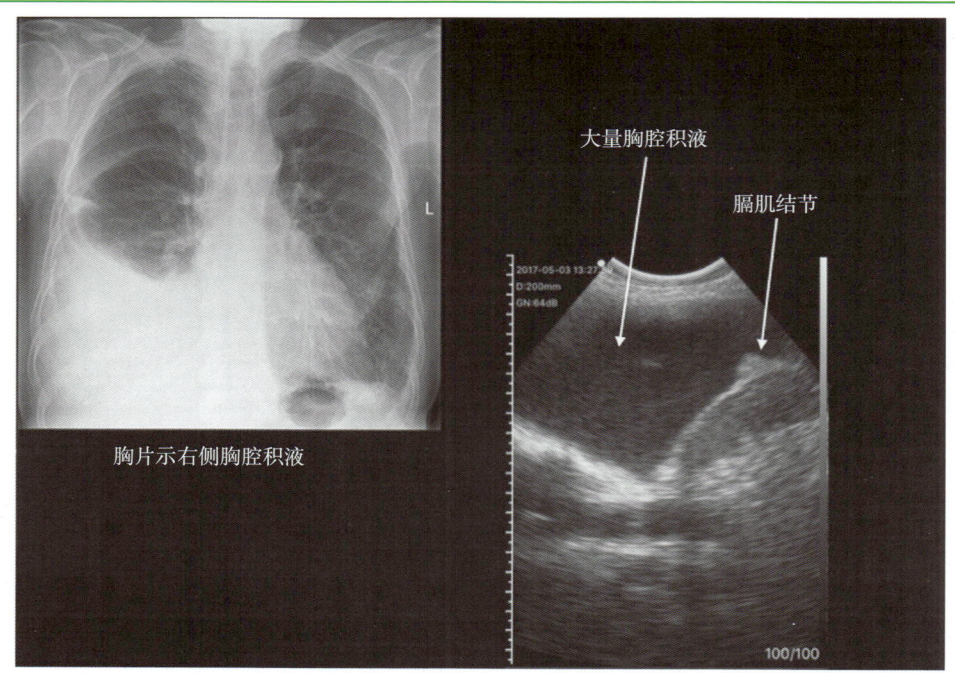

图4.7 胸片（左图）显示右侧大量胸腔积液。超声（右图）证实右侧横膈上有结节并存在单侧大量胸腔积液

肺实变（肺炎）

肺炎可由肺部细菌或病毒感染引起，其发病率和死亡率非常。机体的炎症反应可导致炎性细胞和浆液性渗出，波及肺的一个区域，形成"实变"的过程。

案例2

患者，女，39岁，发热、咳嗽伴左侧胸痛5天。既往病史无特殊。体格检查：面色潮红，全身不适。未吸氧下血氧饱和度为92%。体温39℃，脉搏120次/分，血压90/40mmHg。胸部检查示左侧叩诊呈浊音，呼吸音减弱。血液结果显示中性粒细胞显著增多，C反应蛋白（CRP）为200。胸片和超声检查如图4.8所示。

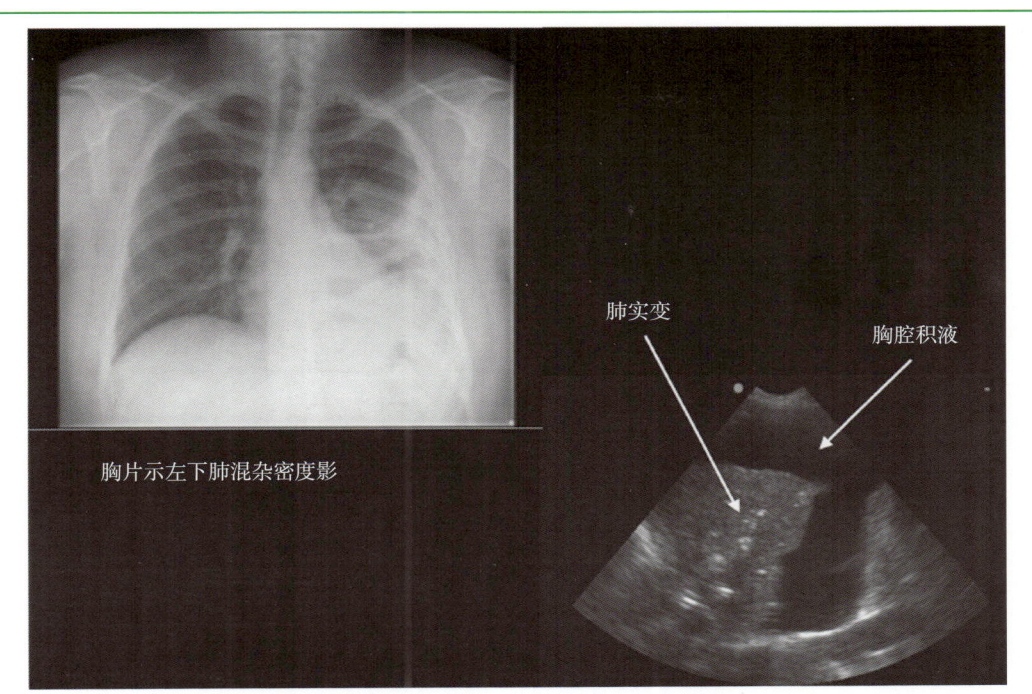

图4.8 胸片（左图）显示左半膈肌抬高及左肺中下区杂乱影。超声（右图）证实左半膈肌高位，伴有中度左胸腔积液和肺下部致密实变

气胸

当脏层胸膜内有破口，空气从下面的肺逸出进入胸膜腔时，就会发生气胸。

案例3

患者，男，16岁，突发右侧胸部不适伴呼吸困难。患者吸烟，既往病史无特殊。体格检查：身材高大，体型瘦长，未吸氧下血氧饱和度为94%，胸部检查示右侧扩张度减弱，叩诊呈过清音，右侧呼吸音消失。胸片和超声检查如图4.9所示。

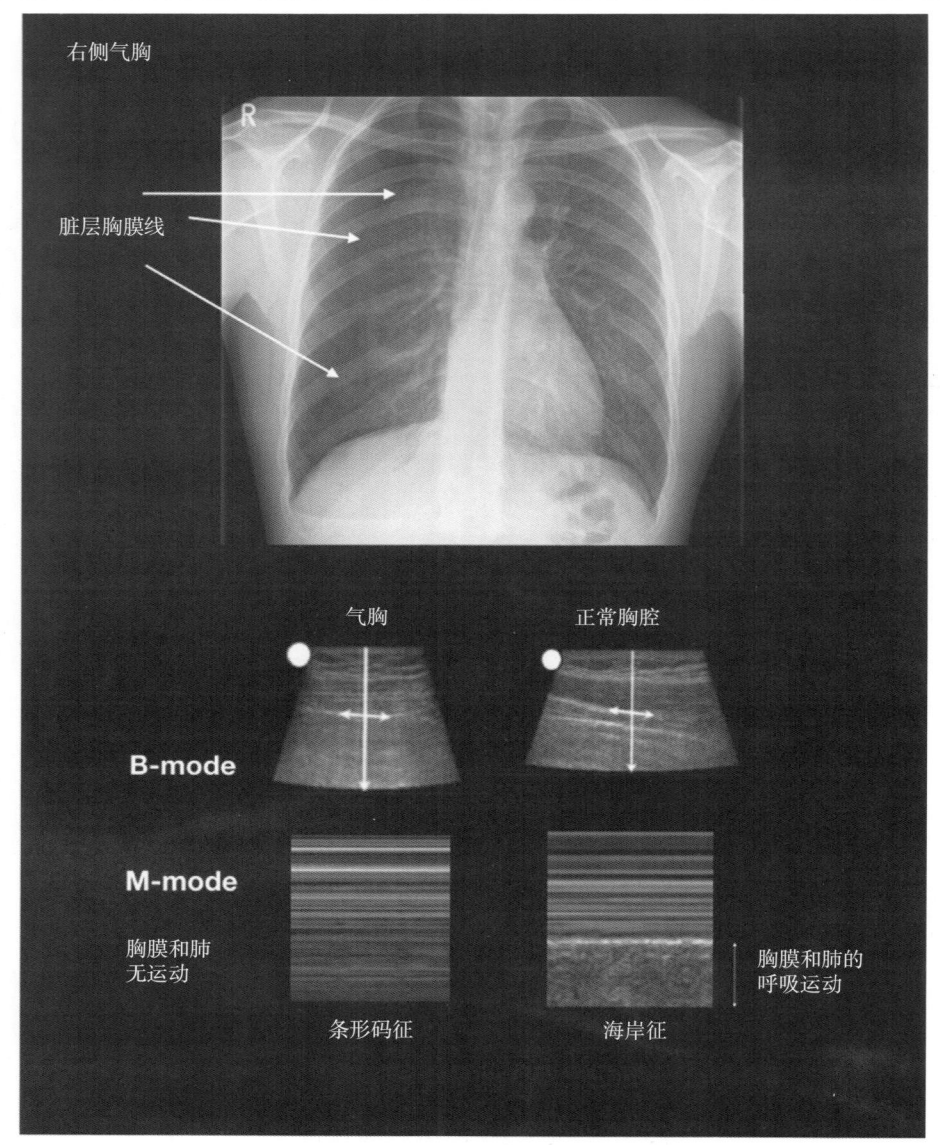

图4.9 胸片（上图）显示右侧大量气胸。下图为气胸和正常胸腔的超声图像比较。气胸时，无法观察到胸膜"滑动征"，M型超声中未观察到胸膜或肺运动，出现一系列静态水平线，呈"条形码"征

肺水肿

肺水肿是指由于急性心力衰竭引起的肺间质和肺泡腔内积液。

案例4

患者，女，65岁，因急性发作性呼吸困难，无法平卧就诊。既往有缺血性心脏病史和左心室功能障碍。急诊室体格检查：呼吸急促，颈静脉压升高，踝关节处明显水肿。未吸氧下血氧饱和度为89%，心率105次/分，血压90/60mmHg。听诊两肺捻发音，提示吸气减少。胸片和超声检查如图4.10所示。

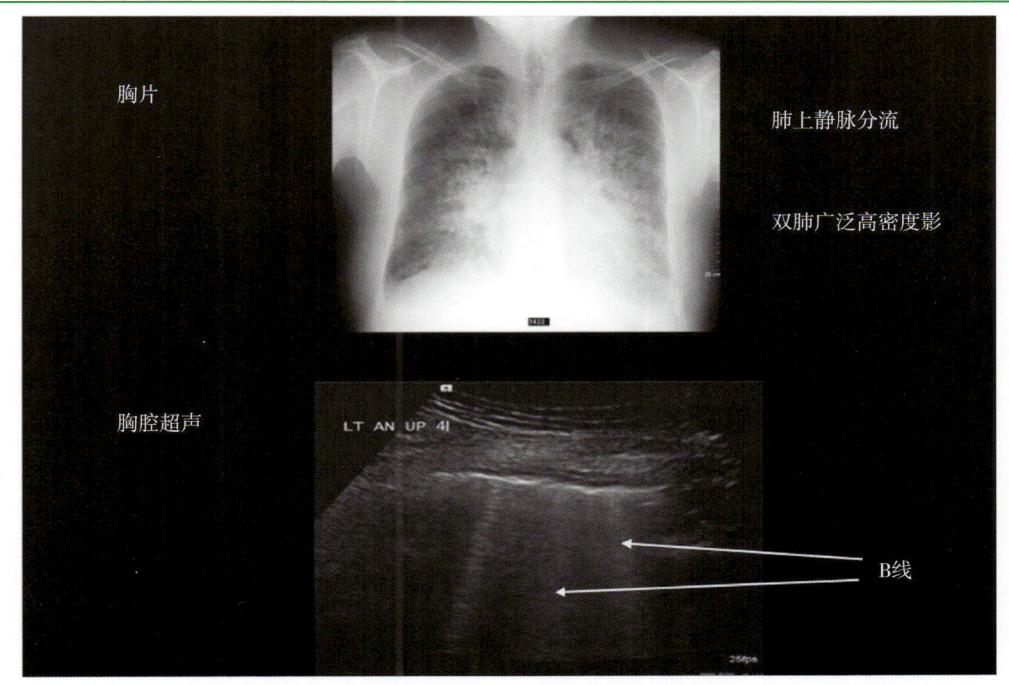

图4.10　胸片显示肺水肿特征伴广泛双侧肺泡阴影和肺上静脉分流。相应的超声图像显示存在B线，B线是从胸膜表面向肺深部放射的垂直混合回声，也称"彗尾征"。B线常见于肺水肿时的胸膜下小叶间隔增厚，有时也可见于肺纤维化中的纤维化增厚

第五章
心脏超声

Nick B Spath，Anoop SV Shah, Shirjel R Alam 著　　张文智　陈佩君　译

学习目标	51
简介	51
图像采集	52
优化图像	61
心脏的正常形态和疾病	61
心脏内外结构	68
结论	71

学习目标

- 了解与超声心动图评估相关的心脏解剖结构。
- 了解采集超声心动图的技术。
- 了解如何更好地优化和解读超声心动图图像。
- 能够使用超声识别正常的心脏形态。
- 能够使用超声识别主要的心脏异常。

简介

本章概述了使用床旁即时超声评估心脏时，如何观察心脏的解剖结构和病变。获取超声心动图声窗的技术至关重要，它决定了心脏评估的质量和实用性。本章详细讨论了八个标准声窗，旨在介绍如何更好地获取、优化和解读超声心动图的图像和提

示。在临床实践中，床旁超声心动图最常用的评估指标是左心室收缩功能。掌握正确的操作技能可检出许多心脏结构以外的信息，从而可使医生更准确、详细地了解心脏解剖结构，得出相关的临床结论。考虑到这一点，我们依次讨论重要的心脏结构和功能：左心室、右心室、心房、瓣膜和心包/心内结构，涵盖与床旁超声心动图评估相关的重要疾病。在床旁超声心动图中，彩色多普勒超声是直观了解心脏内部结构及周围病理性血流的附加工具，可根据需要进行进一步的定性评估。更深入地讨论超声物理和心脏定量多普勒超声评估超出了本章的范围，在其他章节再进行详细讨论。本章引用的正常范围来源于2015年美国超声心动图学会指南。

图像采集

通常，心脏成像需要使用肋间隙作为声窗，因此需要使用体积小、频率范围为2～7.5MHz的超声探头。成人心脏成像需要使用较低的频率（通常为2～4MHz）。理想情况下，患者取左侧卧位，操作者坐在患者的右手侧，超声心动图仪放置在操作者的左前方，声束穿过患者获取图像（图5.1和图5.2）。操作者可以根据个人喜好，选择调整技术，改变检查位置。探头的一侧有一个标识，对应于图像上的标识所在的方位，从而确定方向。

胸骨旁长轴切面

对于胸骨旁长轴切面，探头的标识稍指向右肩（图5.3和图5.4）。最佳声窗的选择将根据患者的个体身体差异而有所不同。

在该切面上，通常心尖不可见，但可以看到左心室的后壁和间隔，可对左心室整体功能以及室间隔的运动进行初步评估。也可以对左心房和二尖瓣进行目测评估，彩色多普勒常见反流。也可以评估主动脉根部的大小，偶尔可观察到主动脉夹层。虽然右心室显示不佳，但可观察前方或后方的心包积液情况。

胸骨旁短轴切面

保持探头在相同位置，顺时针旋转90°将获得胸骨旁短轴（PSAX）切面。通过在上、中、下三个角度之间倾斜调整探头位置，可获得主动脉瓣、二尖瓣和左室中部的图像（图5.5和图5.6）。

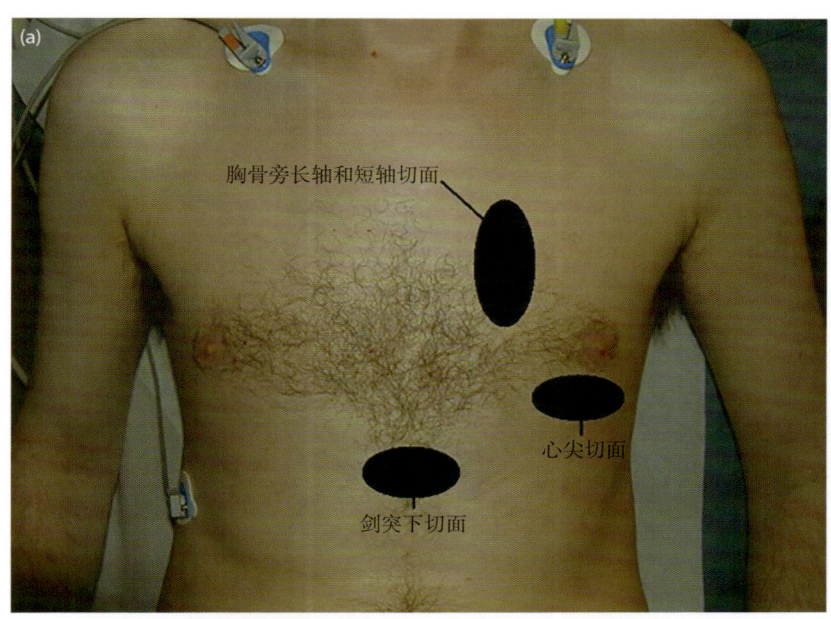

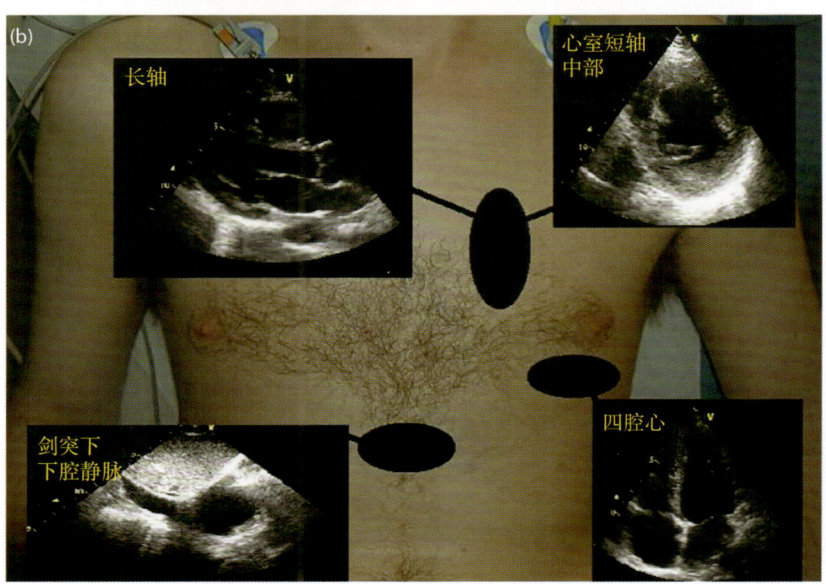

图5.1　（a）标准经胸超声心动图的主要探头扫查位置。（b）从这些位置获得相应的二维超声心动图图像。

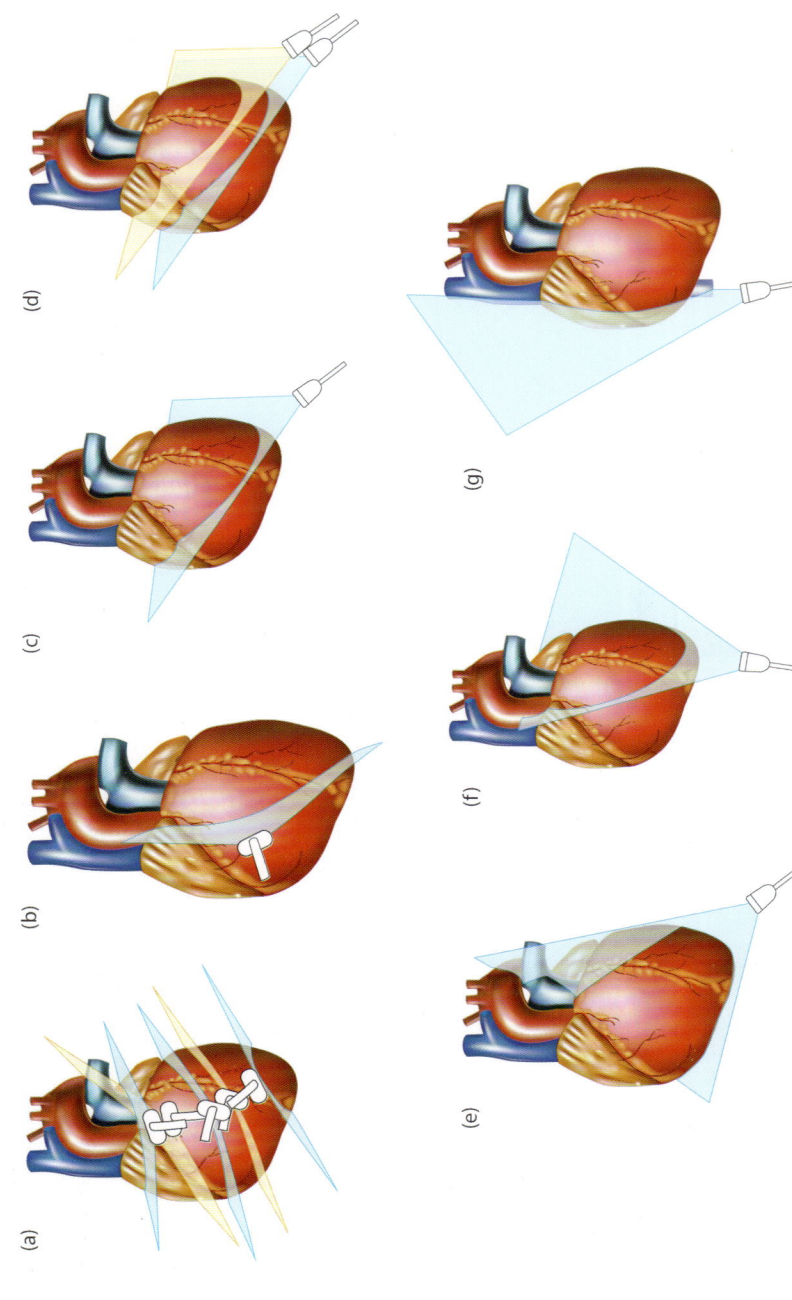

图5.2 从三个超声心动图声窗获得的六个切面的图示。（a）和（b）胸骨旁短轴和长轴，（c）心尖四腔，（d）左室流出道，（e）心尖两腔，（f）和（g）剑突下切面

第五章 心脏超声

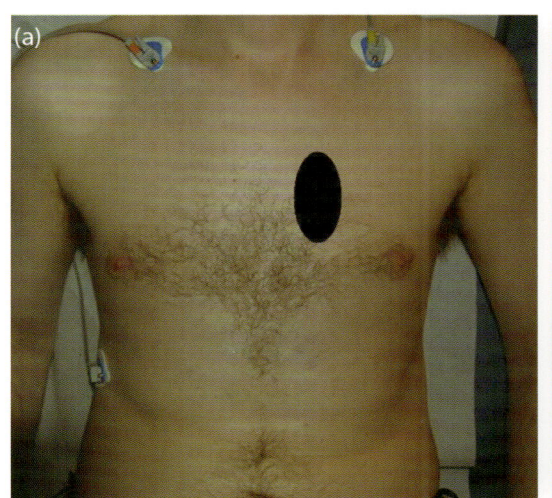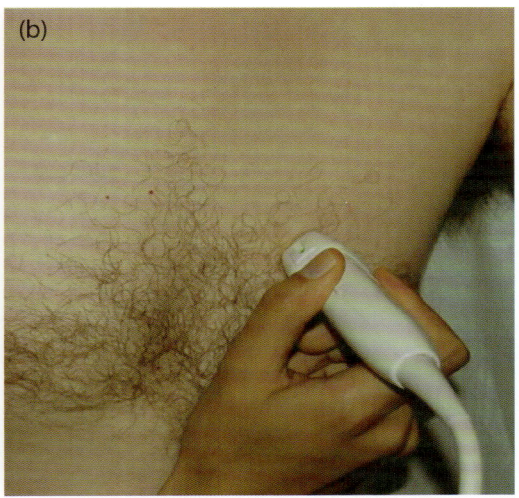

图5.3 胸骨旁长轴切面探头位置

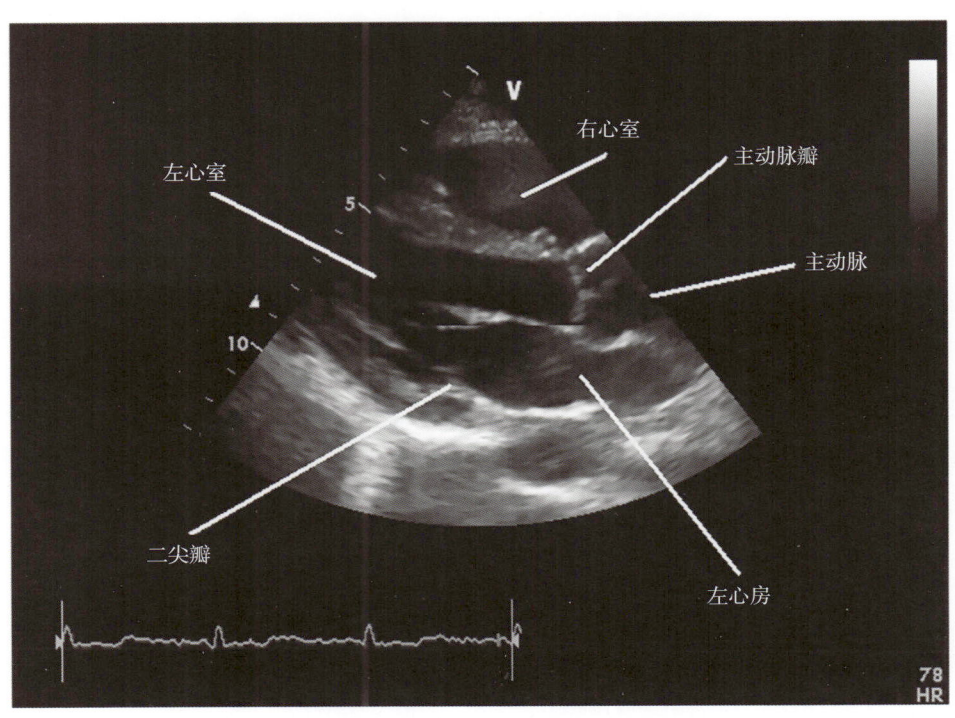

图5.4 胸骨旁长轴切面显示的重要心脏结构

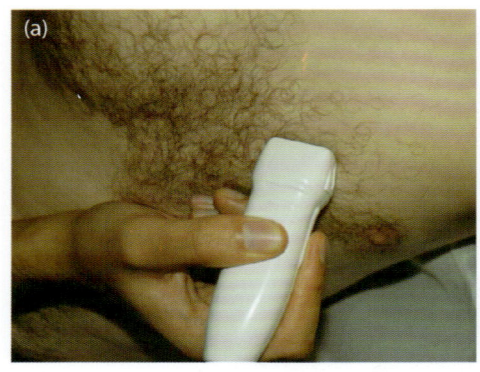
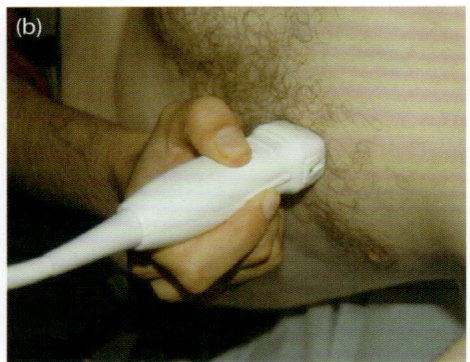
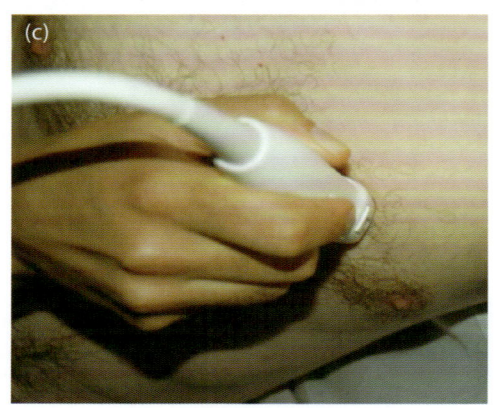

图5.5　胸骨旁短轴切面探头的位置

除了可以显示主动脉瓣和二尖瓣，短轴切面图像还能评估左心室收缩功能，尤其是在识别节段性室壁运动异常时。

心尖切面（四腔切面）

这是一个常用的成像切面，可在长轴方向评估左心室，探头通常从第5肋间开始扫查。从心尖四腔心切面开始，探头上的标识应指向患者左肩。在这个切面中，能全面观察到心脏的四个腔室，从而进一步评估下侧壁和前侧壁的局部室壁运动。彩色多普勒超声可进一步评估房室瓣膜。注意扫查真正的心尖部时，探头不要放置过高，因为过高会导致图像缩短，判断错误。当心尖部出现收缩时即可观察到四腔（图5.7）。

从此位置开始，逆时针旋转探头约60°，形成两腔心长轴切面。可以评估下壁和前壁，并进一步显示左心房和二尖瓣的图像（图5.8）。

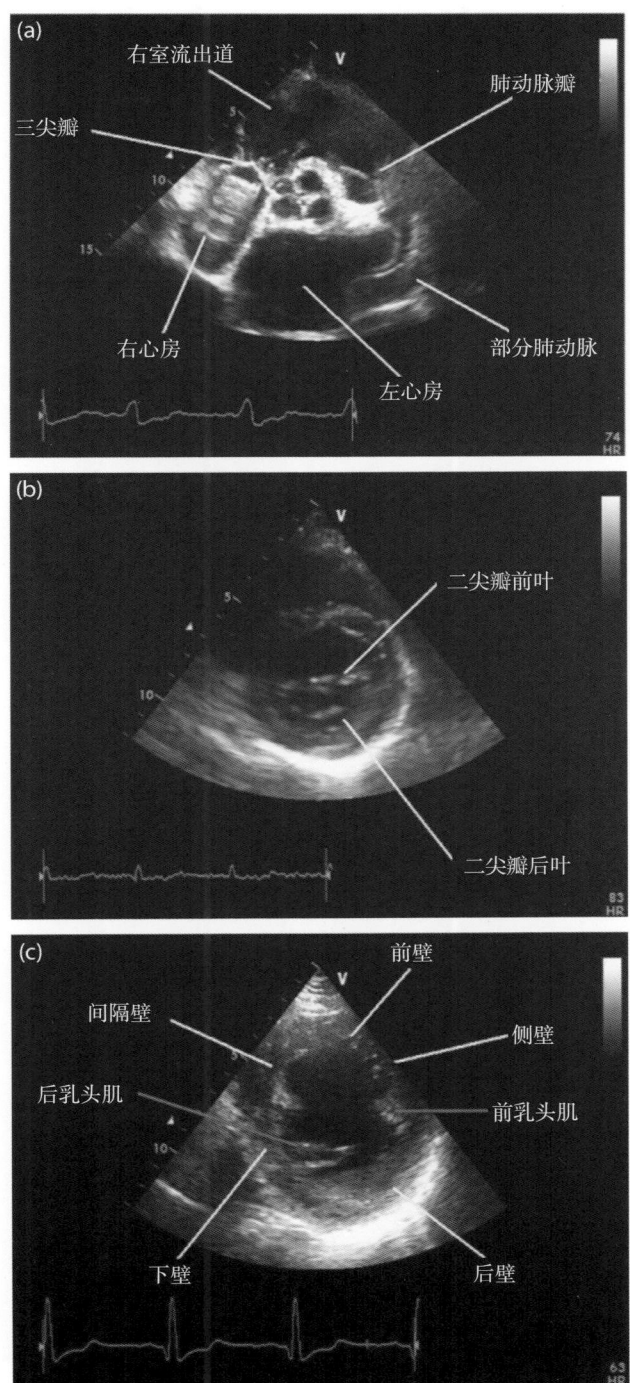

图5.6　主动脉瓣（a）、二尖瓣（b）和乳头肌（c）水平的胸骨旁短轴切面图像

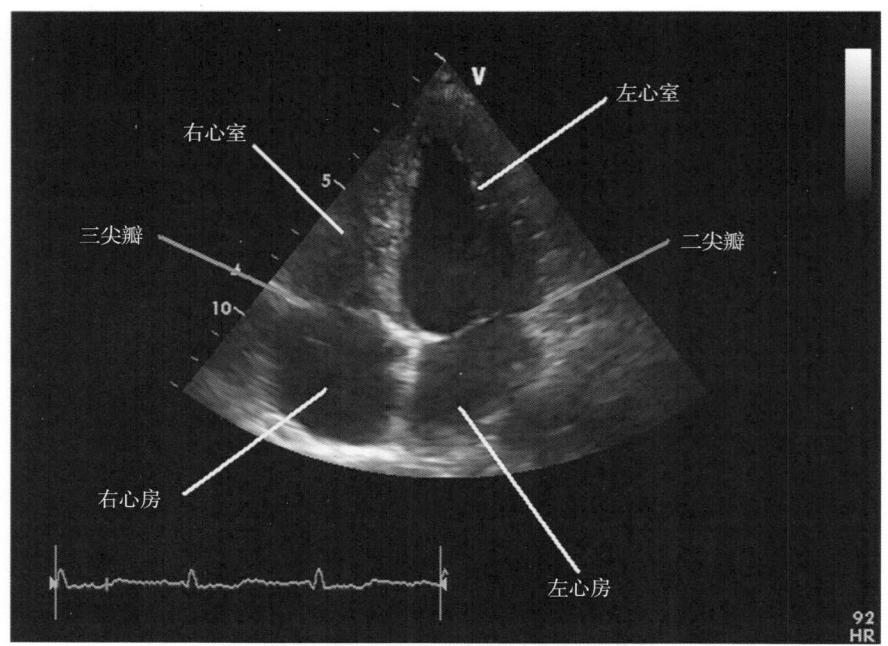

图5.7 心尖四腔心切面显示心脏结构

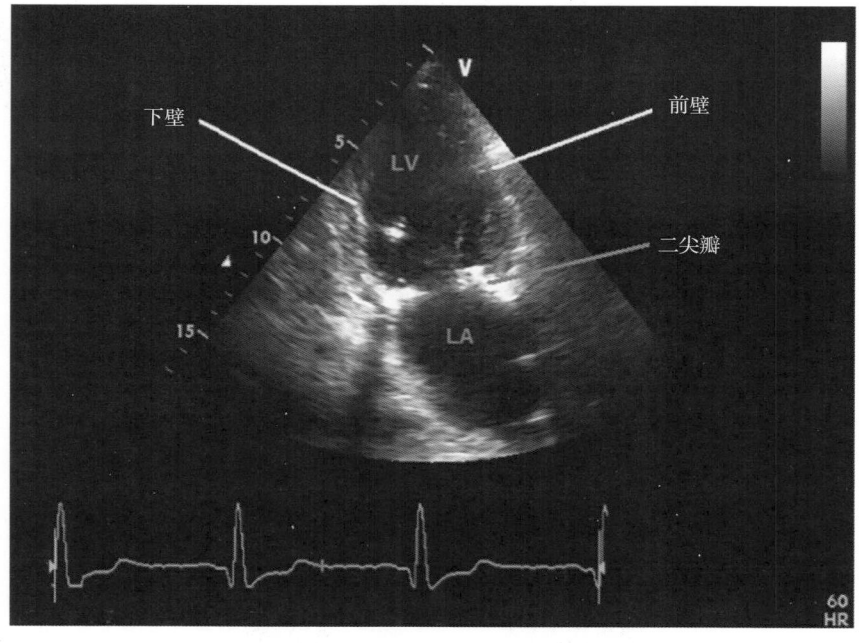

图5.8 心尖两腔心切面显示心脏结构

再逆时针旋转探头60°将显示三腔心图像，也称为心尖三腔心切面。三腔心切面可用于左室前壁和左室下壁的功能评估，以及显示左室流出道、主动脉瓣和二尖瓣（图5.9）。

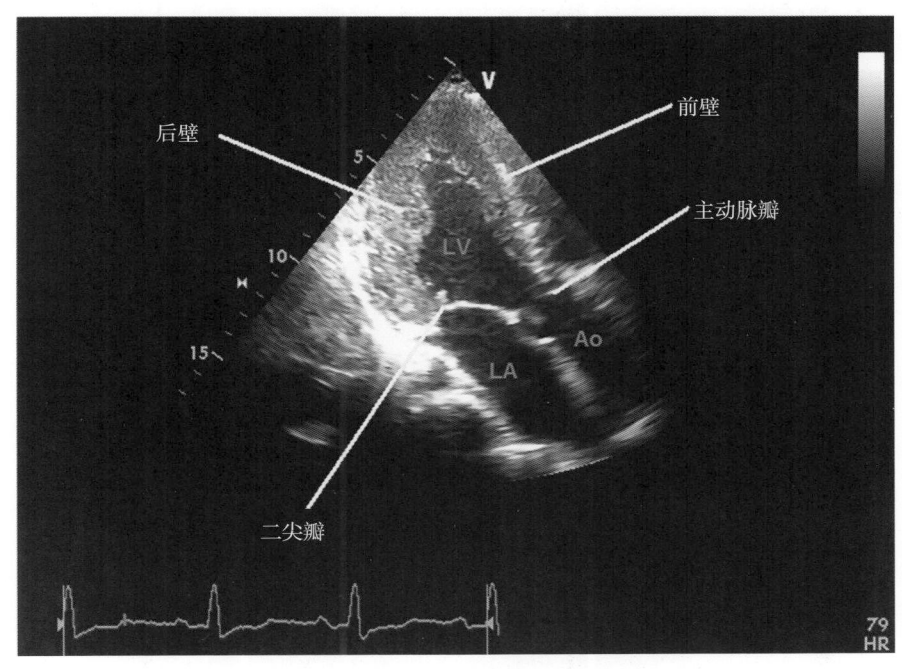

图5.9　心尖三腔心切面显示心脏结构

最后，从该心尖声窗获得"五腔心"切面。在获得标准四腔心切面的基础上，保持探头的位置不动，倾斜探头尾部，使声束角度向上，显示左心室流出道和主动脉瓣。能够进一步评估影响这些结构的某些病变，尤其是对主动脉瓣进行评估（图5.10）。

剑突下切面

与目前讨论的其他切面不同，剑突下切面是在患者取仰卧位，将探头放置在其胸廓下缘并下压获得的。如果探头上的标识指向患者的左侧，此切面将获得剑突下四腔心切面。与心尖四腔心切面图像类似，但角度略有不同。此外，该切面可用于识别心包积液（图5.11和图5.12）。

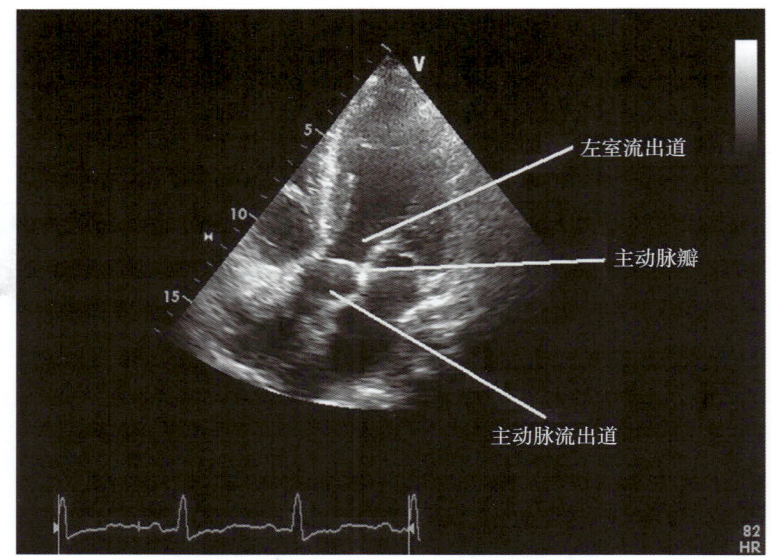

图5.10　心尖五腔心切面显示心脏结构

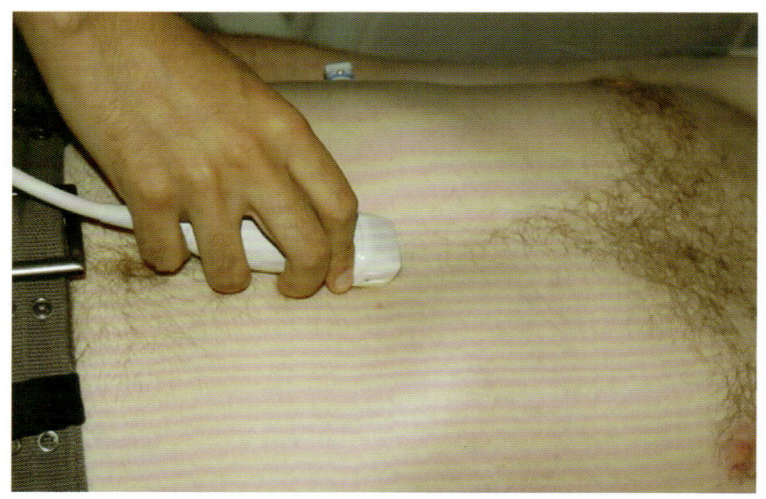

图5.11　剑突下切面探头的位置

通过逆时针旋转超声探头90°，可显示下腔静脉，并对其充盈状态进行评估（在以后的章节中进一步详细讨论）。剑突下切面在一些紧急情况下特别有用，包括患者可能无法满足体位要求或因气道正压通气使其他经胸声窗显示具有挑战性等情况。

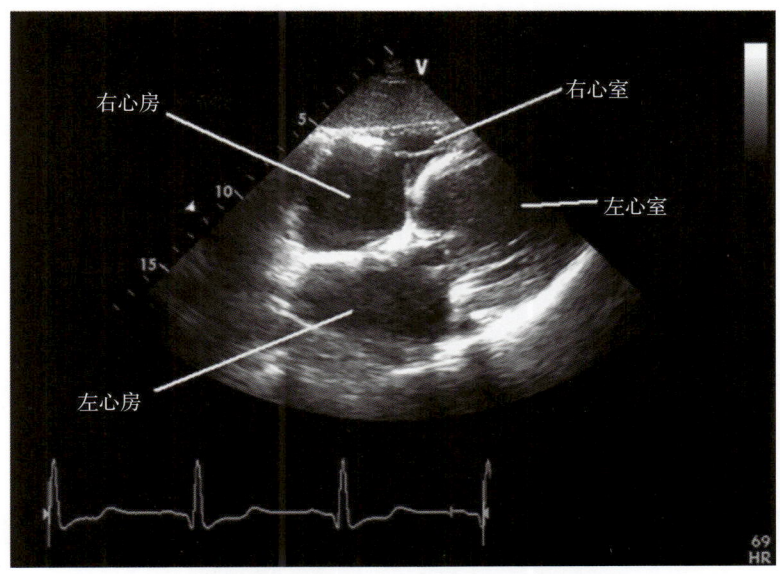

图5.12 剑突下切面显示的重要心脏结构

优化图像

超声波在空气中的传播非常差,因此必须有足够的耦合剂才能排除探头和皮肤之间的空气,实现最佳的超声波传导。通过调整探头的角度、倾斜度和深度,可使超声波通过图像的中心。增加或减少增益可以更好地显示瓣膜或心内膜边界特征。剑突下切面,要求患者将膝盖弯曲到90°,放松腹肌,以显著改善图像质量。如果经胸图像的质量可能取决于肺和胸腔的运动,可要求患者在检查时屏住呼吸。

心脏的正常形态和疾病

心腔

左心室

左心室功能最好在心尖长轴和胸骨旁短轴切面进行目测评估。在床旁超声心动图检查时,需要考虑的两个主要问题是:

i. 心室及其室壁的大小正常吗?

ii. 左心室的收缩功能如何？

如果收缩功能降低，很可能由于局部区域收缩异常或左心室整体受损造成的。左心室的大小通常在胸骨旁长轴切面上测量，二尖瓣尖水平舒张期末室间隔与前侧壁之间左心室大小的正常值为：女性3.8~5.2cm，男性4.2~5.8cm。在此阶段，需测量间隔和前侧壁的厚度，以判断是否存在异常肥厚，如高血压性心脏病和肥厚型心肌病（HCM）等疾病，都应在舒张期末进行评估。女性的室壁厚度正常值为0.6~0.9cm，男性为0.6~1.0cm。舒张期末的室壁厚度测量通常应通过超声心动图和心电图同时界定。心肌变薄最常见于透壁性心肌梗死。在重度缺血性疾病、扩张型心肌病和心脏瓣膜病中，左心室可能会出现整体变薄和扩张（图5.13）。

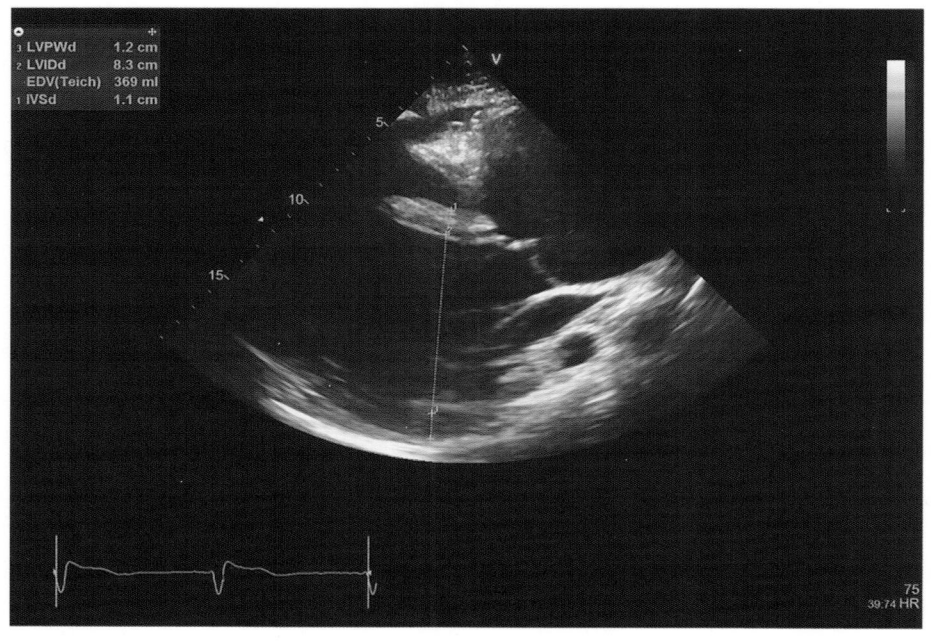

图5.13 主动脉根部扩张伴重度主动脉瓣反流患者的图像，舒张期左室扩张到8.3cm

在判断整体射血分数是否正常时，应在两个垂直长轴切面比较室壁运动。按照惯例，使用心尖两腔心切面和四腔心切面图像测量射血分数。通过在收缩末期喷射出的舒张末期体积（由心室腔面积表示）的百分比进行评估。根据经验法则，>50%为正常，40%~50%为轻度降低，30%~40%为中度降低，<30%为重度降低。理想情

况下，可使用Simpson双平面法在心尖两腔和四腔心切面上于收缩期和舒张期评估射血分数（图5.14）。

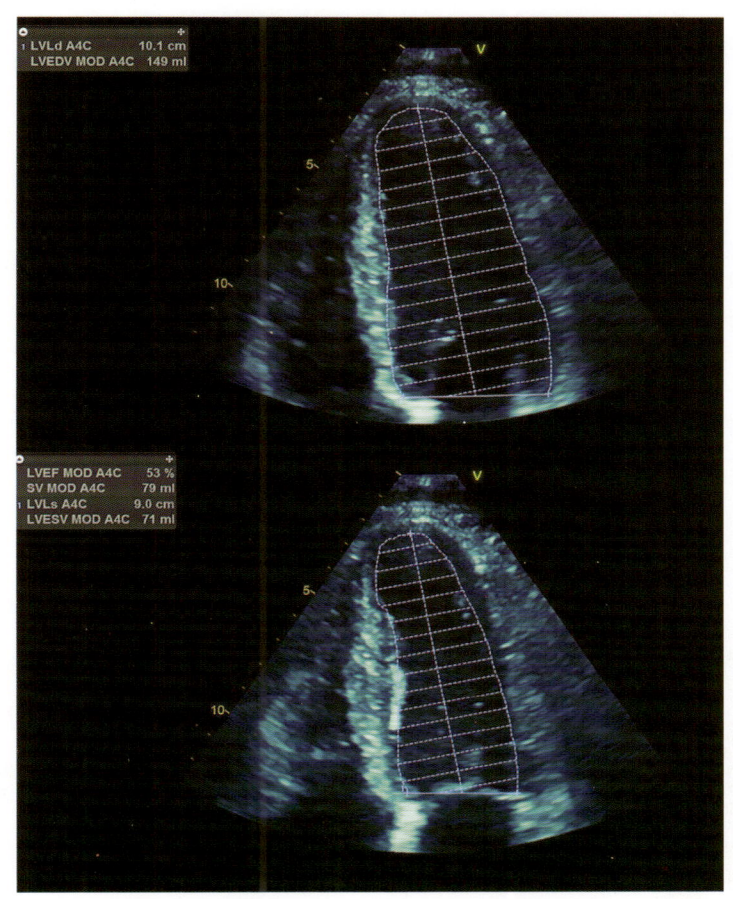

图5.14 舒张期（上图）和收缩期（下图）心尖四腔心切面的射血分数评估结果

如果心肌收缩功能出现节段性异常，如在心肌梗死背景下，识别受累区域非常重要（图5.15）。

心肌区域可分为正常、运动减弱（收缩运动减少）、运动消失（运动缺失）、反常运动（矛盾运动，即收缩期向外运动）或室壁瘤。前间隔、前壁和心尖部通常由左前降支（LAD）动脉供血，下间隔和下壁由右冠状动脉（RCA）供血，下侧壁由左回旋支（LCX）供血（但冠状动脉解剖结构也有可能存在变异）。

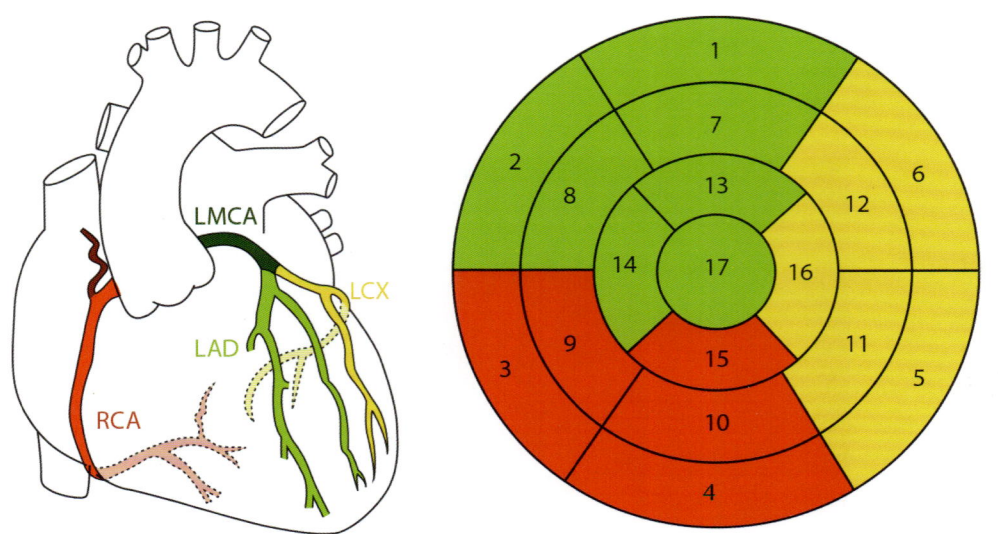

图5.15 心脏17节段模型显示每个区域由哪些冠状动脉供血（LMCA：左冠状动脉主干；LCX：左回旋支；LAD：左前降支；RCA：右冠状动脉）

右心室

右心室形态、大小和功能可在多切面进行评估，但在心尖四腔心和剑突下四腔心切面观察最佳，并且能够与邻近的左心室进行比较。首先，评估右心室大小，右心室大小约为左心室大小的2/3，通常反映定性评估。右心室扩大通常为病理性的。在三尖瓣环、平行平面的右心室中部和从三尖瓣环到右心室尖的纵向上测量大小。女性和男性的正常右心室直径在中部水平为1.9~3.5cm（图5.16）。

测量右心室功能可能很复杂，采用床旁超声心动图检查时通常通过目测评估射血分数。请注意，右心室表现为径向和纵向收缩，右心室的纵向收缩比左心室更明显。如果右心室收缩功能降低，可根据经验，通过收缩期三尖瓣环向心尖部的运动减少来评估。根据经验法则，右心室射血分数>50%为正常。在大面积肺栓塞引起的急性右心室失代偿中，右心室经常扩大。

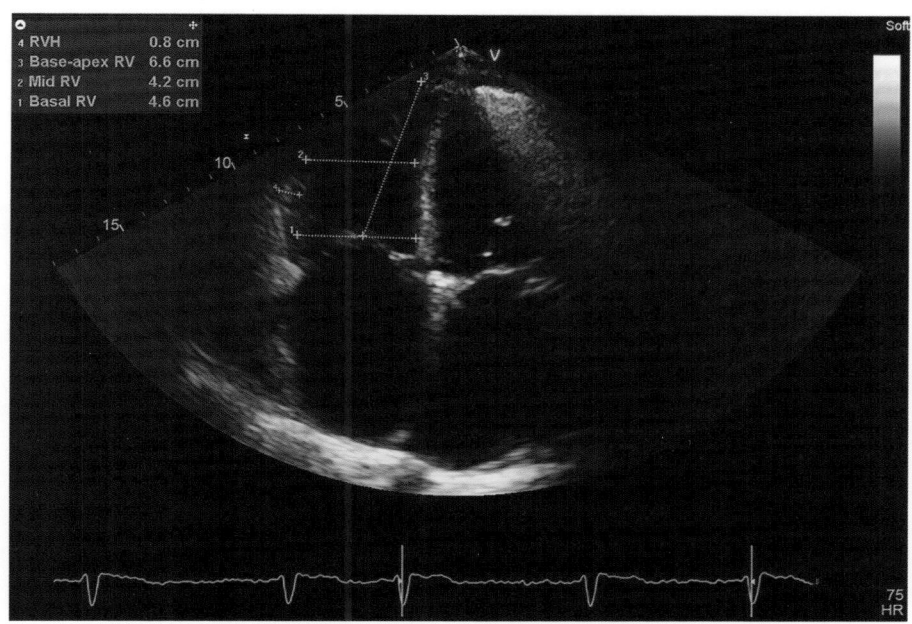

图5.16 右心室扩大的患者及相关的测量

心房

左心房大小最好在心尖四腔心切面进行观察。左心房扩大可能与房颤、二尖瓣疾病、心肌病或这些病变的组合相关。女性左心房直径正常范围：2.7~3.8cm，男性：3.0~4.0cm。床旁超声心动图在右心房评估中的作用不大，只是能从心尖四腔心切面目测评价其大小和功能。导致右心房扩大的疾病包括严重的三尖瓣反流、房间隔缺损、房颤和肺动脉高压（图5.17）。

瓣膜

主动脉瓣

主动脉瓣位于左心室流出道和主动脉的交界处。如前所述，可在胸骨旁长轴和短轴切面以及心尖五腔心切面显示。行床旁超声心动图检查的主要目的是描述瓣膜的解剖结构，并确定是否存在主动脉瓣狭窄或主动脉瓣反流导致的瓣膜功能障碍的临床表现。主动脉瓣有三个瓣尖（也称为瓣叶），分别为左冠状动脉瓣、右冠状动脉瓣和无冠状动脉瓣，瓣叶后的主动脉壁向外膨出，瓣膜与主动脉壁之间的内腔，称为主动脉窦或瓦氏窦。右冠状动脉瓣位于前面,右冠状动脉起自瓣膜后方的主动脉前窦。左冠状动脉瓣和无冠状动脉瓣位于后方,左冠状动脉主干起自主动脉左后方,毗邻房间隔。

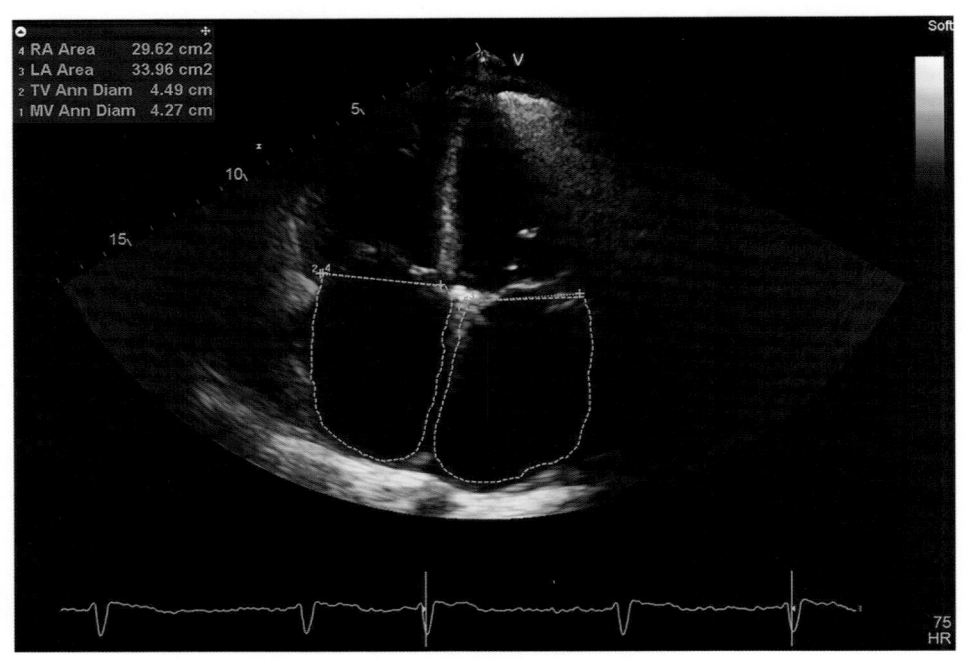

图5.17　心尖四腔心切面显示双房扩大

　　瓣膜钙化可能导致两个瓣叶融合并引起狭窄病变。狭窄和反流病变均可在长轴切面上进一步显示。探头位于胸骨旁长轴切面,超声束将右冠状瓣向前一分为二,然后将无冠状动脉瓣和左心房向后一分为二。注意瓣叶后面的瓦氏窦。瓣叶应在收缩期广泛开放,在舒张期均匀闭合。如彩色多普勒超声显示瓣膜上为正向湍流血流,结合受限的开口,提示主动脉瓣狭窄,在主动脉瓣反流中可以看到血液反流信号。如果严重的反流是继发于瓣叶破裂或连枷状瓣叶,则主动脉瓣叶可能有明显的脱垂(图5.18)。

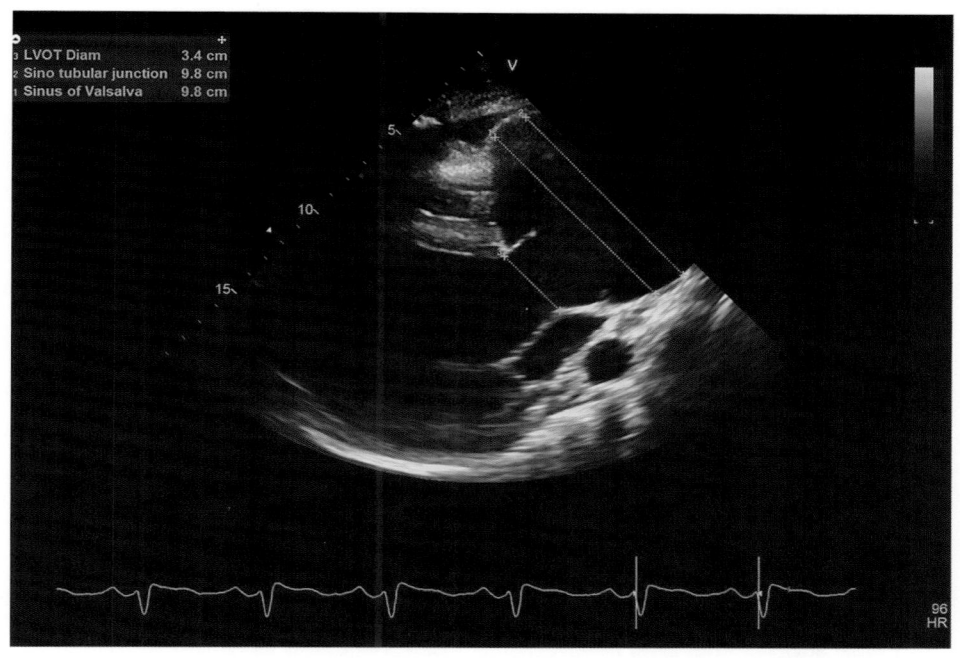

图5.18 严重主动脉瓣反流患者的主动脉根部扩张图像，在瓦氏窦处的主动脉根部宽约10cm

二尖瓣

二尖瓣位于左心房和左心室之间，是一种复杂的解剖结构，由二尖瓣环、两个瓣叶（前瓣和后瓣）和瓣下装置（腱索和乳头肌）组成。该瓣膜在胸骨旁长轴和短轴切面显示清晰。在长轴切面，分为前叶和后叶两部分，舒张期瓣膜开放，收缩期快速关闭。

与主动脉瓣评估相似，应用彩色多普勒可目测收缩期返回左心房的血流信号，但很少能观察到舒张期二尖瓣狭窄的湍流。很多病理情况可引起二尖瓣反流，包括左心室衰竭引起的瓣环扩张（称为功能性二尖瓣反流）、赘生物病变妨碍瓣膜有效闭合的心内膜炎以及可能由于心肌梗死并发症引起的腱索或乳头肌断裂。在乳头肌或腱索断裂时，可见舒张期游离的瓣叶随血流高速返回左心室，在收缩期瓣叶因失去控制而甩入左心房（连枷样运动），此处通常伴重度反流。旋转探头在短轴上评估二尖瓣，以便观察瓣叶的开放和关闭。可清晰显示二尖瓣狭窄开口受限以及形态学异常。

右心瓣膜

在传统超声心动图中，三尖瓣评估是估测肺动脉压力的关键。然而，对于床旁超声心动图评估来说，识别严重的反流和影响瓣膜的主要结构异常很重要。与长轴四腔心切面一样，倾斜的胸骨旁长轴切面可以显示三尖瓣，前面所述的原则也适用于三尖瓣评估。彩色多普勒有助于确定严重反流的特征，反流可能的主要原因（如心内膜炎、风湿性疾病、腱索断裂、先天性心脏病）或次要原因（如肺动脉高压、肺动脉瓣疾病、右心衰、缺血）。虽然肺动脉瓣可以在倾斜的胸骨旁长轴切面和胸骨旁短轴切面中观察到，但使用床旁超声心动图进行评估具有挑战性。如果图像清晰，彩色多普勒可显示明显的狭窄或反流，但需要进一步的定量研究。

赘生物

赘生物是在心脏瓣膜上形成的病变，由纤维蛋白、血小板、炎性细胞和微生物菌落组成，最常继发于感染性心内膜炎。它们可发生在任何心脏瓣膜上，并可引起狭窄和反流性病变，这些病变可能在赘生物显像（通常赘生物达2mm时）之前被发现。由于一些微生物对瓣膜的破坏性较大，因此鉴别诊断十分重要，影像学特征有助于指导进一步的监测和治疗。现有的瓣膜病变和任何假体都有可能增加发生感染性心内膜炎的风险。床旁超声心动图的主要目的是识别瓣膜上肉眼可见的赘生物，发现赘生物引起的并发症，并识别紧急手术的指征（严重的瓣膜反流或梗阻，主动脉根部扩张和瓣膜病变引起的心衰）。赘生物可固定在瓣膜上，也可通过蒂附着，在整个心动周期内自由活动。经胸超声心动图检测赘生物的灵敏度较低，如果临床疑诊心内膜炎，大多数患者应接受经食管超声心动图检查。

心脏内外结构

除评估心脏收缩和瓣膜功能外，还可应用床旁超声心动图检查心脏内和心脏周围的结构，主要包括心包、主动脉和心脏肿块，以及评估静脉压力和容量状态。

静脉压力和容量状态

如前所述，通过剑突下切面可在肝脏内观察到下腔静脉，与右心房相连。在正常生理状态下，下腔静脉直径随呼吸而变化，吸气时，直径减小。而控制型通气模式（无自主呼吸）下，正压通气使肺泡扩张，右心房压力增加，容量超负荷，吸气时，直径反而增加，即Kussmaul效应。一般情况下，下腔静脉直径正常范围为1.5～2.5cm，吸气时塌陷率达50%。直径<1.5cm，表示充盈不足，直径>2.5cm伴或不伴塌陷，表示过度充盈程度增加伴右心压力升高。

心包

心包是包绕心脏的纤维浆膜囊，由纤维层和浆膜层组成。浆膜层附着于外层纤维层之内，附着于心脏表面。浆膜层心包分为脏、壁两层，之间有一个潜在的密闭腔隙为心包腔，通常含有少量的浆液。心包疾病可导致心包腔积液，影响心脏功能。在超声心动图上，正常纤维层相对较亮，心包腔内的液体呈黑色。几乎所有的超声心动图声窗都可以评估心包腔，心包积液的位置决定了其观察的最佳切面。推荐在剑突下切面扫查。

尽管心包填塞是临床诊断，但识别其体征是应用床旁心脏超声的关键。当积液量达到引起心脏压塞和损害充盈时，心输出量开始受损。除了心包填塞的临床体征外，心包积液以及右心舒张期塌陷的存在亦表明液体对心脏充盈的压力影响，导致出现心包填塞的生理学表现。当心包积液引流减压时，右心室充盈首先恢复正常，表明右心房充盈受损是即将发生心包填塞的早期标志。

主动脉

胸骨旁长轴及心尖五腔心切面可显示瓣膜上方的主动脉，利用胸骨上窝声窗可显示主动脉弓及其分支。床旁超声心动图主要识别两种主动脉病变：主动脉瘤和主动脉夹层。在胸骨旁长轴切面可观察并测量升主动脉瘤。这可能与主动脉瓣形态和功能异常相关，也可能不相关（图5.18）。

主动脉夹层是因内膜撕裂使血液沿着内膜撕裂处进入主动脉中膜，使中膜分离，沿主动脉长轴方向扩展而形成的主动脉壁的真假两腔的分离状态，经食管超声心动图或计算机断层扫描成像可准确地判断。主动脉根部或主动脉弓夹层（A型）可通过经胸床旁超声心动图做出诊断，然而，即使经胸床旁超声并未发现夹层影像学特征，也不能完全排除存在夹层的诊断。当对主动脉根部或主动脉弓的夹层进行成像时，在撕裂部位可看到夹层瓣，并可显示单独的假腔。

血栓

附壁血栓是心肌梗死常见的并发症，特别是在广泛前壁梗死之后，但也可发生在左心室功能严重受损的心肌病状态下。如果存在局部节段血流阻断，则会导致血流减慢和血栓，从而增加全身栓塞的风险。心室血栓最常见于心尖部，因此经胸超声心动图很容易漏诊。血栓在左心房和左心耳中也很常见。虽然左心耳处容易形成血栓，但通过经胸超声心动图不能对心耳进行充分检查，因而有漏诊的可能。血栓还可能来自心房内的其他结构，特别是在房颤的情况下。血栓在超声上通常表现为高回声，但也可表现为与心肌回声相似。它可以附着在心肌壁上，不活动，也可以为由于房间隔缺损而产生的活动度较大的血栓。彩色多普勒可能有助于区分血栓和血流瘀滞。

肿瘤

由于心脏肿瘤与血栓的影像学特征相似，因此鉴别很重要。心脏肿瘤虽然罕见，但可以多种方式存在，超声心动图是帮助指导进一步监测的理想一线评估方法，通常涉及多种成像模式。无论原发性或继发性（更常见）、恶性或良性，心脏肿瘤的超声心动图都没有"一刀切"的显像方法。有些肿瘤可能非常明显，活动度较大，并与其他心脏结构分界清楚；部分肿瘤分化差，与心肌难以区分。床旁超声心动图的目的不是提供明确的诊断，而是提示可能存在心脏肿瘤的特征。黏液瘤是最常见的心脏肿瘤，常附着于房间隔左房面，但不排除其他部位。黏液瘤不是恶性肿瘤，生长变大时，可导致血流动力学的紊乱，其表面还可以形成血栓。黏液瘤通常是可活动的，因此，当心房显示清晰时，其在超声心动图中亦可以很好地显示。彩色多普勒可识别病变内血流丰富的较大血管。

结论

床旁超声心动图提供了一种简单、便携和高度通用的多种心脏病变评估方法。选择最佳患者体位、超声心动图声窗和声学传导都是实现高质量和成功成像的关键。使用系统的评估方法既有益处，又能节省时间。通过培训和实践，床旁超声心动图可以成为一个非常有价值的工具，有助于指导急诊评估生命体征不稳定患者的即时处理。

第六章
腹盆腔超声

Kirsten MS Kind 著　　闻波平　吕淑懿　译

学习目标	73
解剖结构	73
系统的超声评估方法	75
特定器官评估	76
常见疾病	87

学习目标

- 了解与超声评估相关的腹部和盆腔解剖结构。
- 了解系统评估方法的重要性。
- 能够评估特定器官并识别关键异常。
- 熟悉常见病变。
- 认识超声的局限性以及何时考虑做其他专科检查。

解剖结构

腹部和盆腔内有许多不同的结构，扎实掌握解剖结构对获得和解读这些部位的诊断图像至关重要（图6.1和图6.2）。肝脏是腹部最大的实质性脏器，位于右上腹，与右横膈相邻。通常情况下肝脏有一部分位于肋缘之上，使得对肝脏整体评估变得更加困难。肝脏下方是胆囊，胆汁通过胆囊管流入胆总管。肝内胆管和胆囊管在肝门处汇聚形成胆总管，是超声评估急腹症的重要结构。脾脏位于左上腹，紧贴左侧横膈，

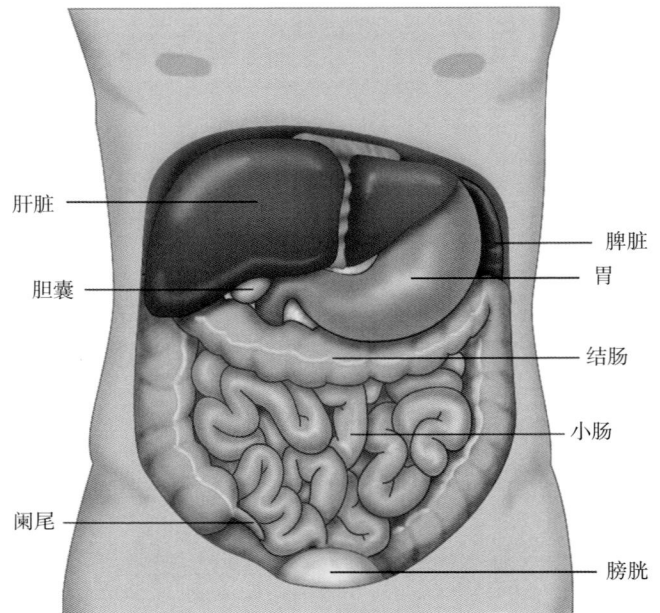

图6.1 腹部解剖结构

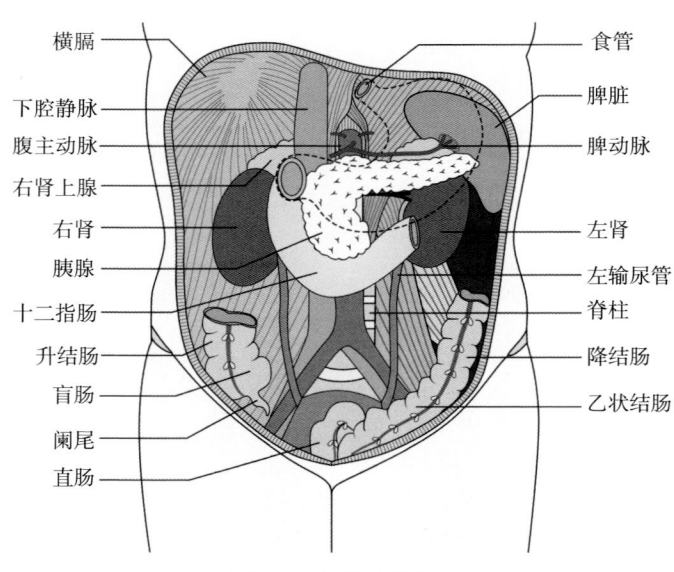

图6.2 腹膜后结构

通常小于肝脏。在腹部中线，胰腺位于胃下方，覆盖在脾静脉上，包括头部、体部和尾部。在胰腺的下方和深处，中线有主动脉和下腔静脉穿过。肾脏位于后外侧，通常从患者背部或侧面更易观察。由于肝脏的体积较大，且位于右肾的正上方，所以右肾位置略低于左肾。输尿管于肾门处出肾，向下走行至膀胱后上方。膀胱位于盆腔中央。

女性患者的子宫在矢状面上位于膀胱与直肠之间，腹部中线上。卵巢位置不尽相同，一般位于盆腔内，子宫的两侧各有一个卵巢。大肠位于腹部外围，从右髂窝的盲肠开始，依次为升结肠、横结肠、降结肠和乙状结肠，最后为直肠。阑尾起自盲肠。小肠主要位于腹部中央，起自胃出口，包括（从近端至远端）十二指肠、空肠和回肠。小肠在右髂窝的回盲瓣处与大肠相连。

系统的超声评估方法

系统评估方法在成像领域非常重要，特别是在评估具有诸多不同重要结构的区域时。在本节中将概述我们的一些方法，这些方法一直沿用至今。但是，如果你发现其他的方法更适用，请使用自己的方法。在腹部和腹腔探查时，重要的是要确保覆盖检查系统中的各个区域；顺序并不重要。

1. 肝脏
   a. 纵向扫查
   b. 横向扫查
2. 胆囊
3. 胆总管
4. 右肾
5. 胰腺
6. 腹主动脉
7. 脾脏
8. 左肾
9. 膀胱
10. 阑尾*

---

* 如果有必要扫查

11. 子宫*

12. 卵巢*

系统评估方法遵循从右上腹开始,经中线到左上腹,然后到盆腔的检查顺序。如果只对某个特定系统(泌尿道、女性生殖器官等)感兴趣,那么可以对其进行针对性的检查。然而,为了提高实践技术水平,建议在时间允许的情况下进行全面的腹部和盆腔检查。

特定器官评估

肝脏

解剖结构

肝脏是腹腔内最大的实质性脏器,位于右上腹较高位置,超声难以全面扫查评估。肝脏的分段(图6.3),在描述病灶时具有重要作用。尾状叶(1段)是肝实质中紧邻下腔静脉的部分。肝左叶分为2、3、4段。较大的右叶分为5~8段。每一段在水平面上由门静脉界定,在垂直线上由肝左、中、右静脉界定。镰状韧带在第2/3段和第4段之间走行。记住节段解剖结构可能很困难,但值得花时间背诵。

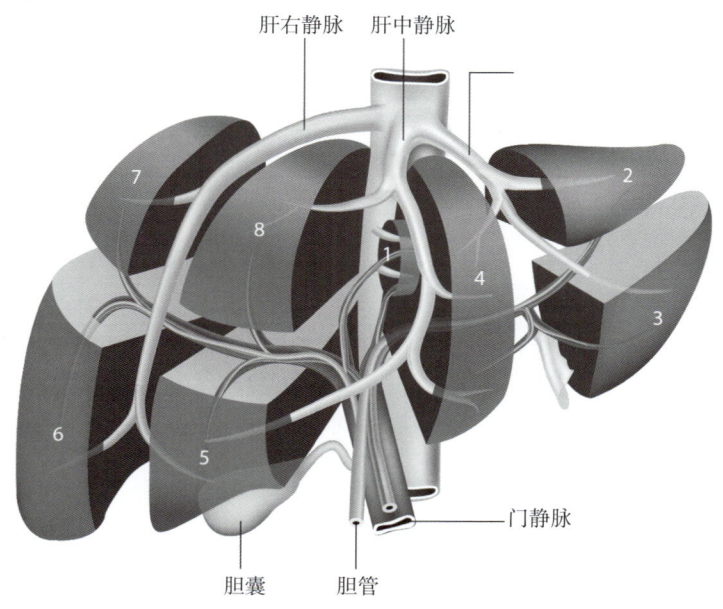

图6.3 肝脏的节段解剖

技术与方法

可以使用中频的凸阵探头,如果患者体型肥胖,可以改用低频探头。将探头放置在右上腹的上下(纵向)平面上,肋缘下方,会得到一个大致位于肝脏中间的矢状图像(图6.4)。

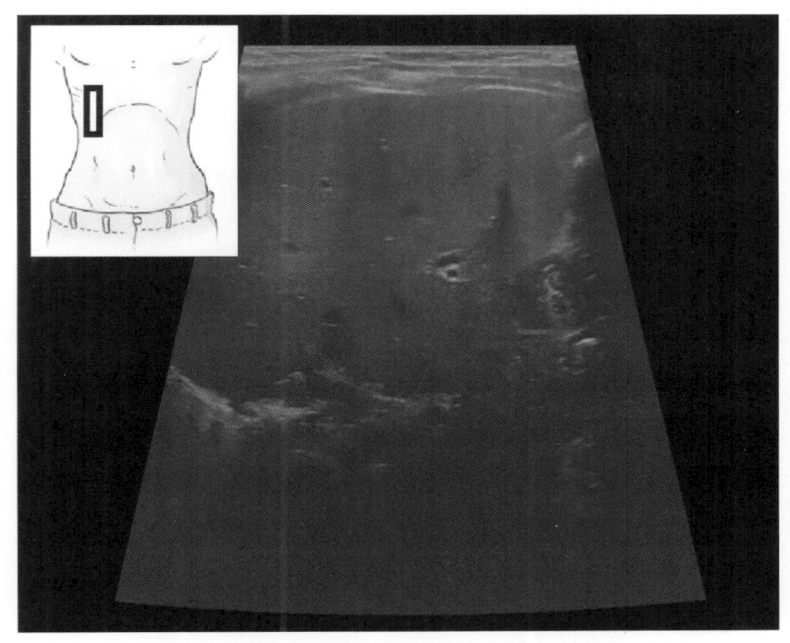

图6.4 超声探头纵切显示肝脏矢状面

此时,要求患者深吸气(如果患者配合)并屏住。将横膈肌推向下方,使肝脏低于肋缘,图像更容易显示。患者屏气时,探头左右扫查(通过倾斜,而不是移动探头),并拍摄大量的静态图像或动态视频。在扫查时,确保看到肝脏的左右边缘。完成后,别忘了告诉患者放松!然后将探头旋转90°,获得轴向(横向)图。要求患者再一次深吸气,做一次扫描,这次是上下扫描,再次拍摄大量的图像或动态视频。同样,确保看到肝脏的顶部和底部边缘。嘱患者放松。这两次扫描能全面地观察到大部分肝实质。如果发现可疑病变区域,可以通过移动探头聚焦该区域,有时需要通过肋间隙声窗来观察(探头与肋骨成一定角度)。尽量获取一张肝脏实质与右肾相邻的图像,这两个器官回声应该相似。如果肾脏看起来比肝脏回声低,可能是肝脏脂肪浸润的迹象，需要引起注意。

　　使用彩色多普勒评估门静脉血流。门静脉从肝门处进入肝脏，与其他充满液体的血管一样呈无回声（暗）。将多普勒取样框放在肝门中央，找到稳定、持续的入肝血流（图6.5）。如果需要进一步确认，可以使用频谱多普勒生成波形。在肝硬化等情况下，门静脉血流可逆转，因此常规评估该血管非常重要。多普勒也可用于评价肝静脉（从肝脏流出至下腔静脉）和肝动脉（流入肝脏，与门静脉并行）。但是这些多为亚专科检查的内容，例如在肝移植患者中。

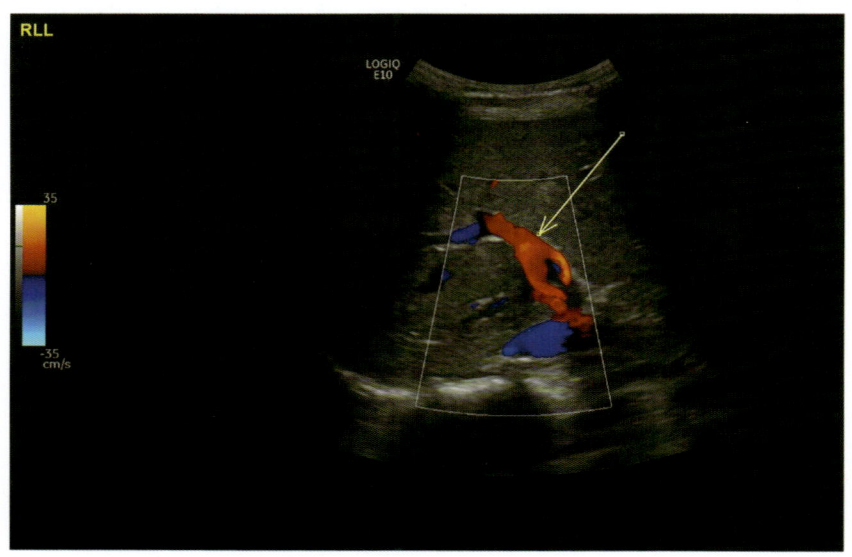

图6.5　彩色多普勒显示红色为流入肝脏的门静脉血流

胆囊

在肝脏扫描过程中，已经可以识别出胆囊。当我们吃高脂肪食物时，胆囊排空，释放胆汁并帮助分解高脂肪食物。出于这个原因，我们要求所有患者在做超声检查前禁食（至少4小时），以确保胆囊充盈良好。将探头放置在与肝脏相同的位置，再向右上腹纵切扫查。如果不能轻易显示胆囊，可让患者稍微向左倾斜。尽量获得胆囊的纵切和横切图，此时可以看到整个胆囊壁和颈部，因为胆结石常常嵌顿于此。正常胆囊是薄壁（<3mm），呈无回声，后方回声增强（图6.6）。

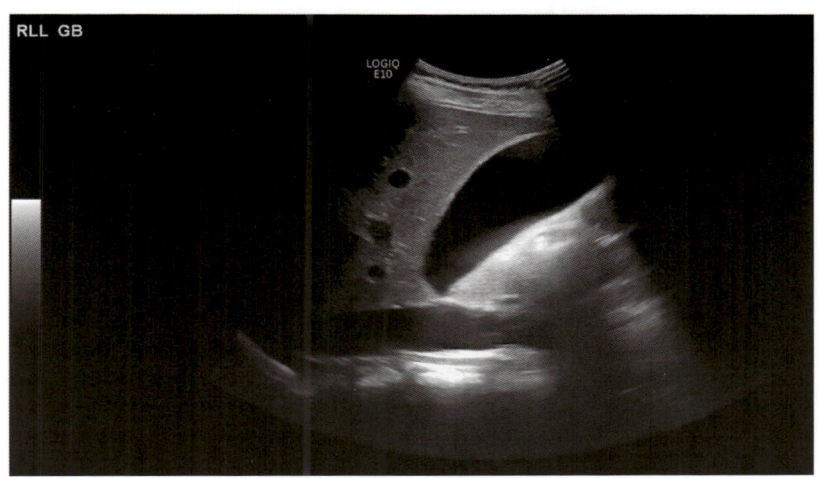

图6.6　正常胆囊内充满无回声胆汁

胆总管（CBD）

CBD在肝门处离开肝脏，可在门静脉旁扫查到（图6.7）。在灰阶图像上区分相邻的血管可能很棘手，所以如果不确定，可使用彩色多普勒成像。测量CBD直径并保存此图像。正常人胆总管内径的粗略计算方法是：

$$胆总管直径（mm）=患者年龄的第一位数字$$

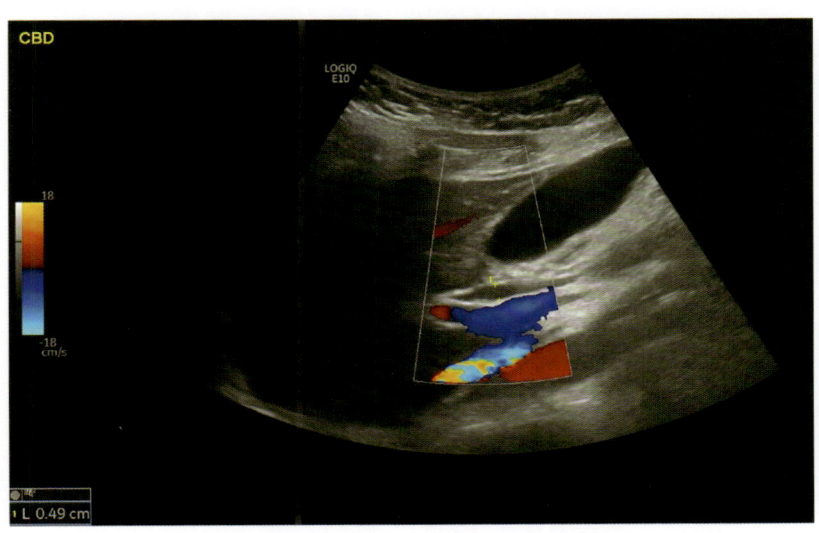

图6.7　肝门处可见胆总管宽约0.49cm

例如，86岁男性的正常胆总管测量值可能为8mm，而40岁男性的胆总管最大值为4mm。切除胆囊（胆囊切除术）的患者通常存在CBD扩张，是术后解剖结构的正常改变，因此在这些患者中不适用该规则。如果胆总管直径比正常值宽，通常意味着远端阻塞。沿着胆总管尽可能地朝壶腹处探查，可能会发现有结石卡在胆总管中。这通常很困难，如果没有观察到也不要担心，这些患者通常会在普外科医生的指导下接受专科MRI成像。

右肾

右肾位于右侧腹部，在检查肝脏时已经可以大致观察到右肾。将探头放在右侧腹部，肋缘正下方，调整探头角度，尽可能扫到肾脏的最长径。要求患者深吸气获得肾脏的纵向图像，可进一步帮助观察右肾。如果需要，可以测量肾脏长径。通过该平面扫查整个肾脏（通过倾斜探头，而不是移动探头）。然后，将探头旋转90°获得横切面。从上到下扫查，采集并保存大量图像。在中点处测量肾盂的横径（图6.8），可以客观地评估肾盂积水（尿液收集系统扩张）。

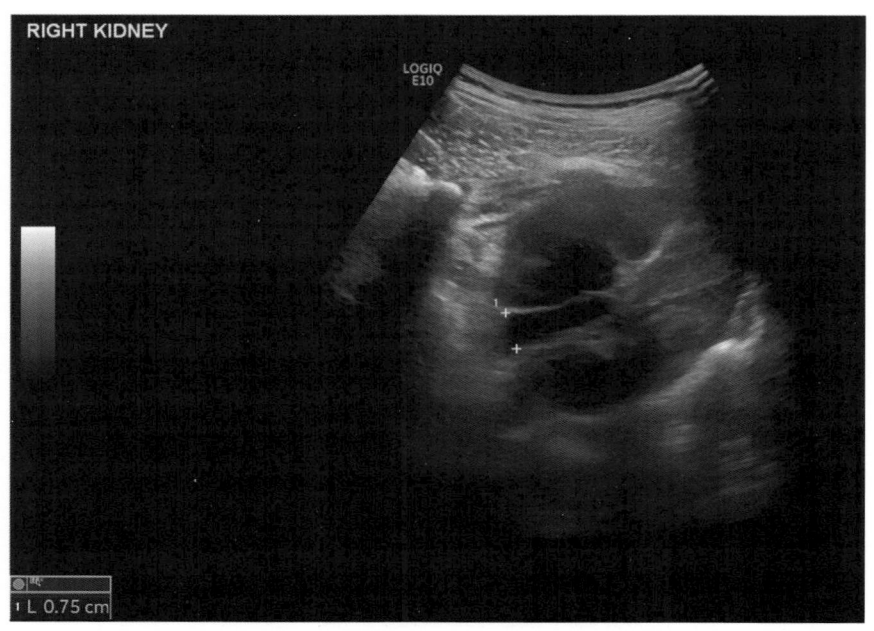

图6.8　右肾横切面，肾盂测量值0.75cm

胰腺/腹主动脉

腹部中线上的结构用超声很难观察，特别是当横结肠充满气体时。从横切面开始，将探头定位在胸骨正下方的中心位置（图6.9）。将探头略微向上倾斜，朝向患者头侧，显示胰腺呈中等回声，横跨黑色大血管（即腹主动脉）（图6.10）。胰腺通常与邻近肝脏回声相似。如果胰腺回声比肝脏强得多，可能是胰腺炎的征兆。将探头向下移动，并调整深度，使其看起来恰好位于脊柱前方，可以清晰显示腹主动脉（腹主动脉有搏动感，可以将其与邻近的下腔静脉区分开）。应保存腹主动脉的横向和纵向图，并测量直径，注意排除腹主动脉瘤。也可以识别胰腺附近的其他血管结构，包括肠系膜上动脉（SMA）和肠系膜上静脉（SMV）（图6.11）。

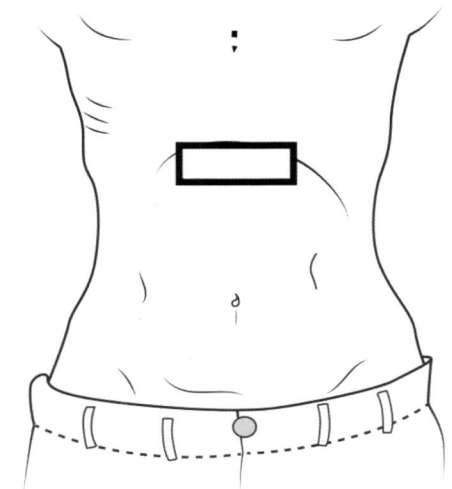

图6.9 评估胰腺/腹主动脉的超声探头位置

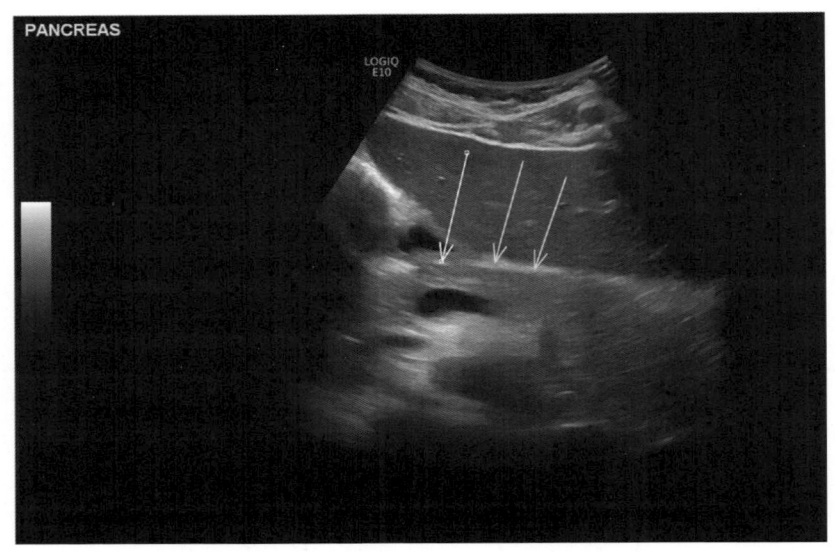

图6.10　超声图像显示位于肝脏下方并通过左肾静脉前方的胰腺（细箭头处）

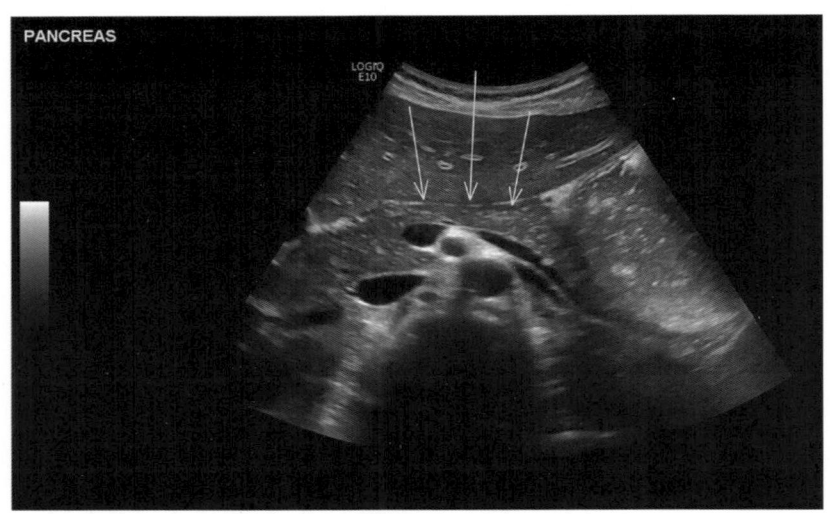

图6.11　胰腺的第二个超声切面可显示：腹主动脉、下腔静脉（IVC）、肠系膜上动脉（SMA）和肠系膜上静脉（SMV），上述结构位于肝左叶下方及后方椎体的上方

脾脏

对脾脏成像，应将探头纵向放置在左上腹。可能需要患者吸气才能看得更清楚。像扫描肝脏和右肾一样，尽量在一张图像上显示整个脾脏，这样可以测量脾脏的大

小——需要注意的是要观察有无脾肿大（脾脏增大）（图6.12）。

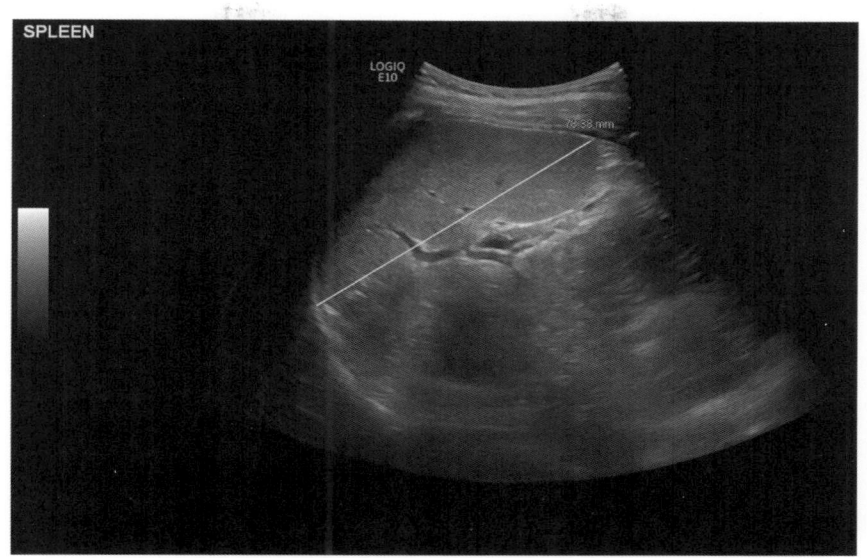

图6.12　超声检查测量脾脏的长径为78mm

左肾

左肾的测量与右肾相同。将探头纵向放置在左侧腹部，倾斜探头以获得尽可能长的肾脏图像。从一边扫查到另一边，然后将探头旋转90°，从上到下扫查。记得留存图像，包括一张用来测量肾积水的肾盂横切面图。

膀胱

膀胱位于盆腔中央，位置可能比你想象的要更低。为获得良好的图像，应确保患者的裤子/腰带退至耻骨水平（图6.13）。膀胱充盈对于全面评估膀胱壁至关重要。将探头横切放置在低至耻骨水平的中心区域。可能需要降低此处的增益，以减少膀胱中的伪影。务必获取膀胱的横切面和纵切面，以便在需要时测量排尿前和排尿后的膀胱体积（图6.14至图6.16）。

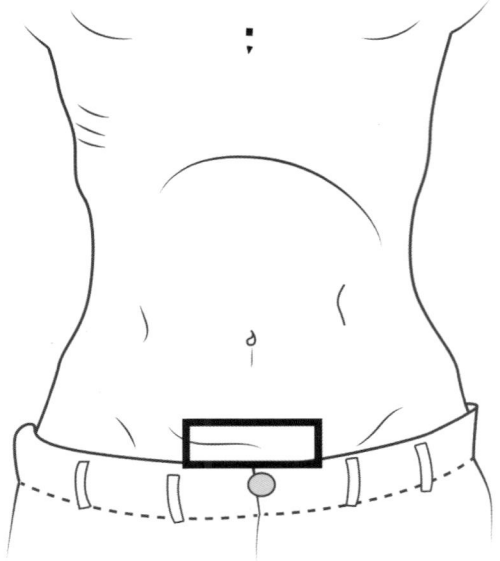

图6.13 显示膀胱/盆腔结构的超声探头位置

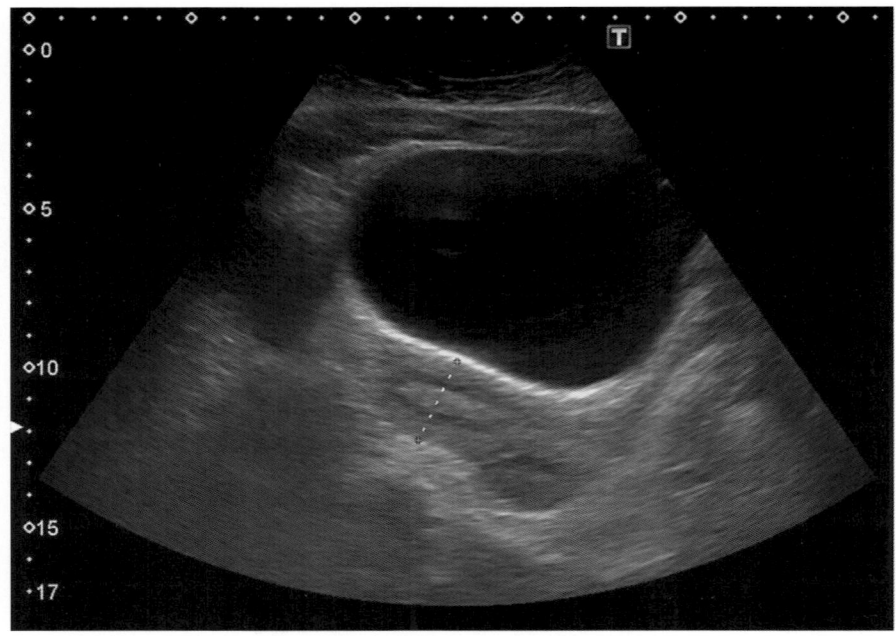

图6.14 膀胱纵切面。标尺显示测量子宫底部

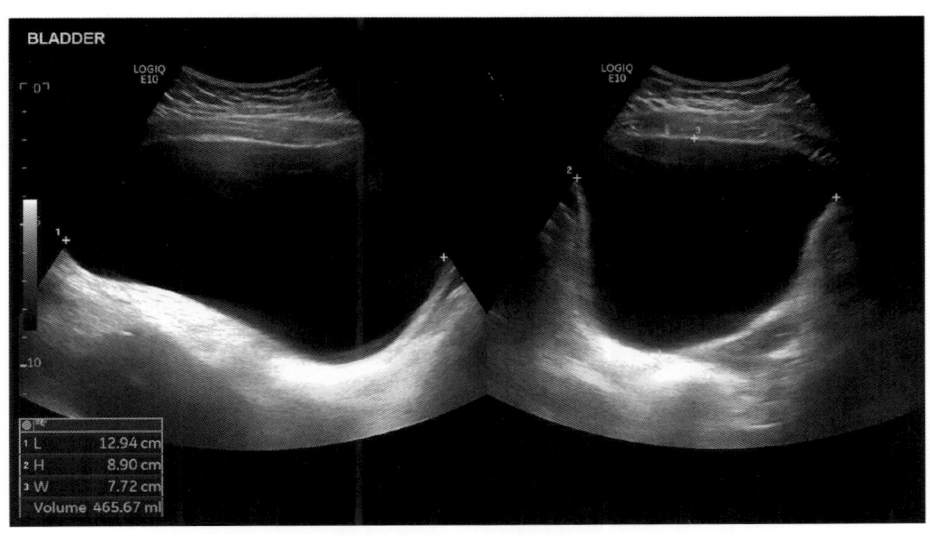

图6.15 排尿前膀胱（膀胱体积为465ml）

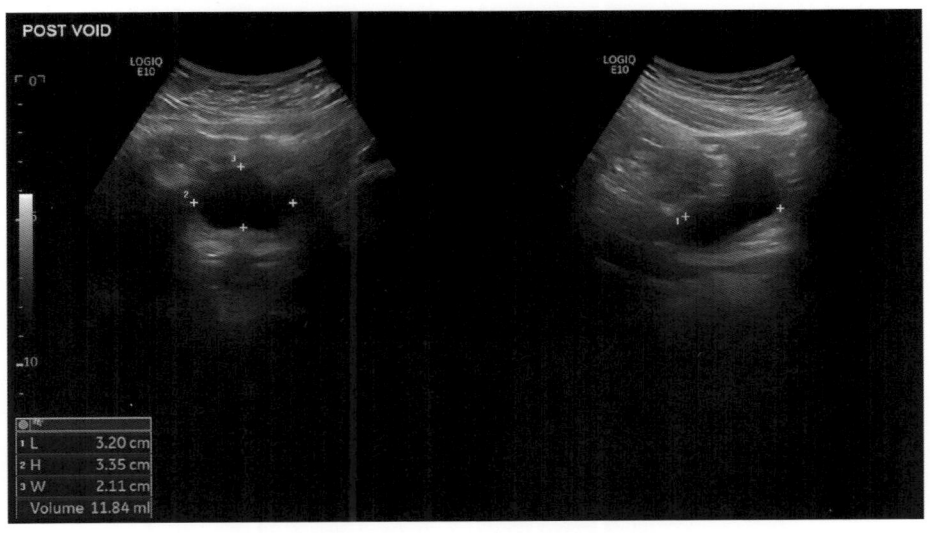

图6.16 排尿后膀胱（膀胱体积为11.8ml）

阑尾

超声很难显示阑尾，尤其是用于成人患者检查时。发现它的最好方法是在进行每次腹部或盆腔扫查时尝试去寻找，以熟悉解剖结构并了解正常阑尾的形态。将探头置于右侧腹的横向位置，寻找升结肠（通常充满气体，因此可能反射超声波）。向下观察直至到达盲肠，寻找盲端管状结构（图6.17）。确定阑尾后，应测量其直径和壁的厚度，然后注意有无阑尾炎的其他特征，如充血（多普勒）、邻近游离液体或阑尾粪石（感染阑尾中的小钙化灶）。如果总外径＞6mm或单层壁厚度＞3mm，则诊断为阑尾炎（图6.18）。

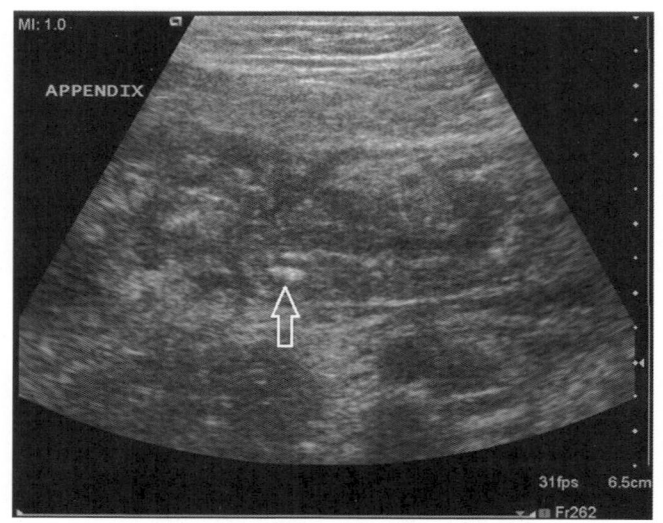

图6.17　纵切面上可见阑尾，尖端可见阑尾粪石（白色箭头）

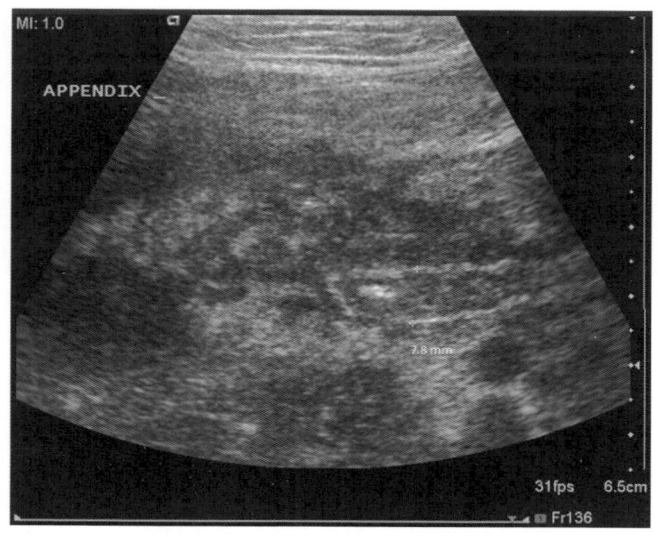

图6.18　直径为7.8mm的阑尾，与阑尾炎表现一致

女性盆腔器官

子宫和卵巢是用超声检查显像较清晰的生殖器官，而在CT上显示并不十分清楚，因此通常首选超声成像。使用经阴道探头可获得这些器官的最佳图像，但这是一个亚专科领域，超出了本书的范围。经腹部检查患者准备非常重要，检查前应要求患者尽可能憋尿充盈膀胱，使膀胱形成一个透明的、充满液体的声窗，通过该声窗可以观察到子宫和卵巢，同时充盈的膀胱也使子宫向后移位，更利于显像。应该尽量获得子宫的纵切和横切图，类似于肾脏，在每个角度上进行全面扫查。卵巢可能很难看到，应该位于子宫横切面的两侧。卵巢囊肿很常见，如果外形小且单一，可能是生理性的。如果是病理性囊肿，可能表现出相关特征（壁厚、内部回声、分隔、坏死、外形过大），需要请相关专家进行会诊。

肠道

一般而言，超声难以评估肠道，尤其在成人患者中。如果你怀疑患者有肠道病变，超声可能有助于寻找继发性体征，如游离液体，如果需要更明确的检查，CT或MRI可能更合适。

常见疾病

腹腔和盆腔内的潜在病变情况多样，如果你在床旁扫查时怀疑有病变，应该建议患者到放射科做进一步检查。最后采集好患者的静态超声图像，并向放射科医师说明你在实际工作中可能遇到的一些常见疾病。

胆结石

注意胆囊内均匀的无回声液体（胆汁）和后方声影，后者来自致密的胆结石（图6.19）。

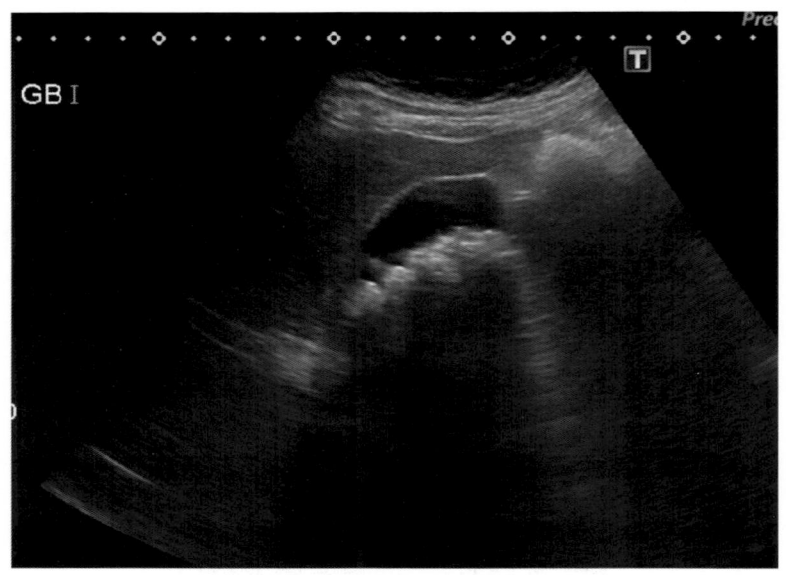

图6.19 胆囊结石

肝血管瘤

血管瘤是肝内边界清楚的高回声病灶，彩色多普勒常能显示血流信号（图6.20）。

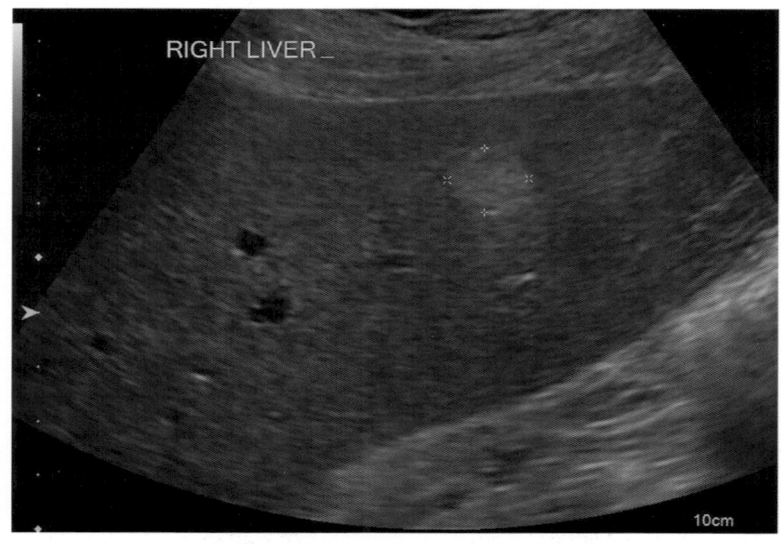

图6.20 肝左叶血管瘤

肾积水

在图6.21我们可以看到近端输尿管（黑色箭头）以及肾盂扩张伴肾盏变钝（双白色箭头）。

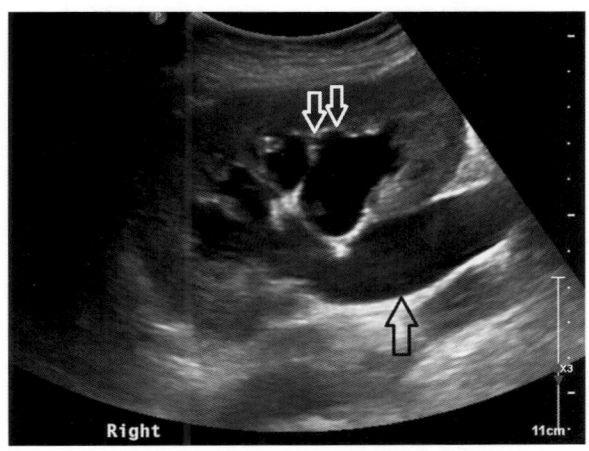

图6.21　右肾积水

腹水

图6.22是左髂窝的图像，显示低回声液体的几个塌陷/充满液体的肠袢，正常情况下不应该存在。

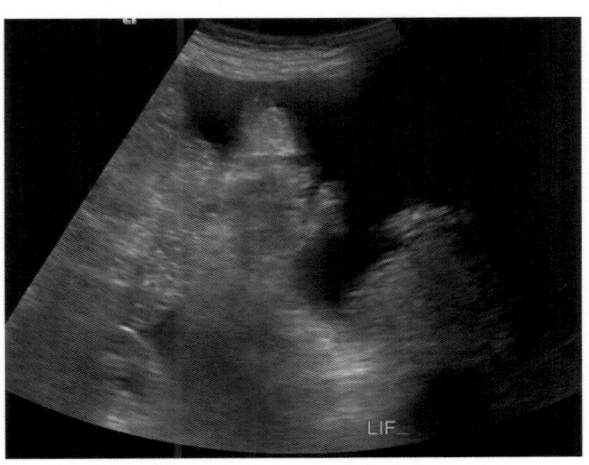

图6.22　左髂窝腹水

第七章
肌骨超声

Kirsten MS Kind 著   于天琢   王 莹 译

学习目标	91
简介	91
髋关节	92
膝关节	94
踝关节	97
肩关节	99
常见疾病	101

学习目标

- 了解大关节的解剖结构（肩关节、髋关节、膝关节和踝关节）。
- 了解大关节超声评估的基本原理。
- 能够识别大关节的基本超声图像。
- 熟悉常见关节病变的超声表现。

简介

超声在肌肉骨骼（MSK）系统成像中的应用广泛。由于大多数肌肉、肌腱和韧带位置表浅，适合使用高频超声进行评估，可以在被动和主动运动过程对个体和肌肉群进行动态检查。在某些情况下，还可以对关节进行成像，以确定是否存在积液和感染征象。超声是介入手术（如活检或关节注射）的有用辅助工具，甚至可以用于评估骨皮质以排查细微骨折。

由于MSK超声的应用范围非常广泛，而且其在技术上具有挑战性，本章内容中并不可能完全涵盖。因此，我们着重在本章中介绍一些大关节的基本解剖结构和成像原理，以便非亚专科医师应用床旁超声。

髋关节

解剖结构

髋关节是一个球窝关节，股骨头与骨盆的髋臼相连。关节囊包裹着关节，关节由软骨和滑膜构成，并含有少量润滑液。几块大肌肉包围并支撑髋关节，可以多方向运动，使我们能够行走、跑步和跳跃。人类作为用两条腿行走的哺乳动物，臀部的髋关节是身体里最大的关节，承担着我们上半身的重量，并将其均匀分布在我们的腿部和足部。髋关节超声中最重要的解剖标志是前隐窝——股骨颈前面两层滑膜之间的"囊袋"（图7.1）。

在存在关节积液的情况下，在前隐窝内经常可观察到液体，并且已证明超声可以有效检测积液。髋关节超声的主要作用是评估是否存在关节积液，并指导抽吸过量的液体进行细胞学检查。在儿童中，超声也用于评估新生儿的髋臼软骨是否存在发育异常。

技术与方法

年轻患者和儿童一般首选高频线阵探头，但成人患者中也可能会使用低频凸阵探头。首先选择高频探头，然后逐渐调低频率，直到清晰显示关节囊和前隐窝。方位对于髋关节超声检查至关重要，先将探头沿矢状位扫查，显示股骨颈的纵切面，前隐窝也能清楚显示（图7.2）。

第七章　肌骨超声

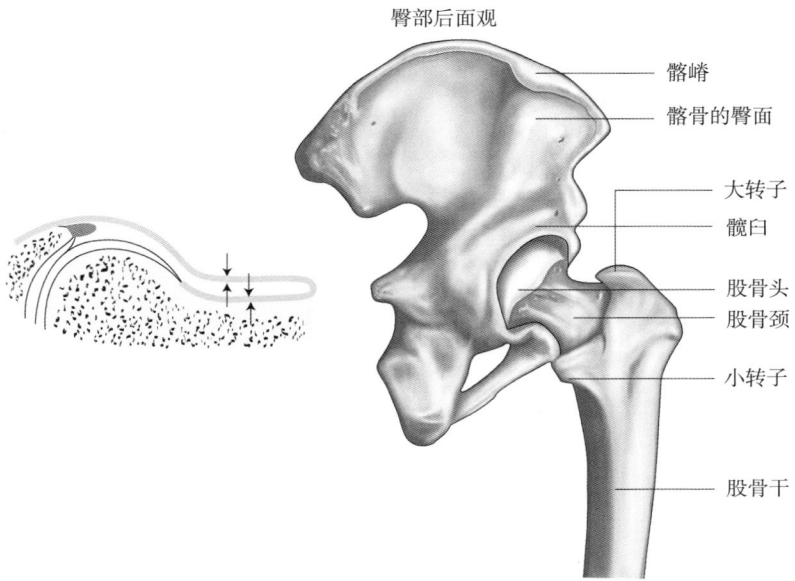

图7.1　显示关节囊细节的髋关节解剖结构

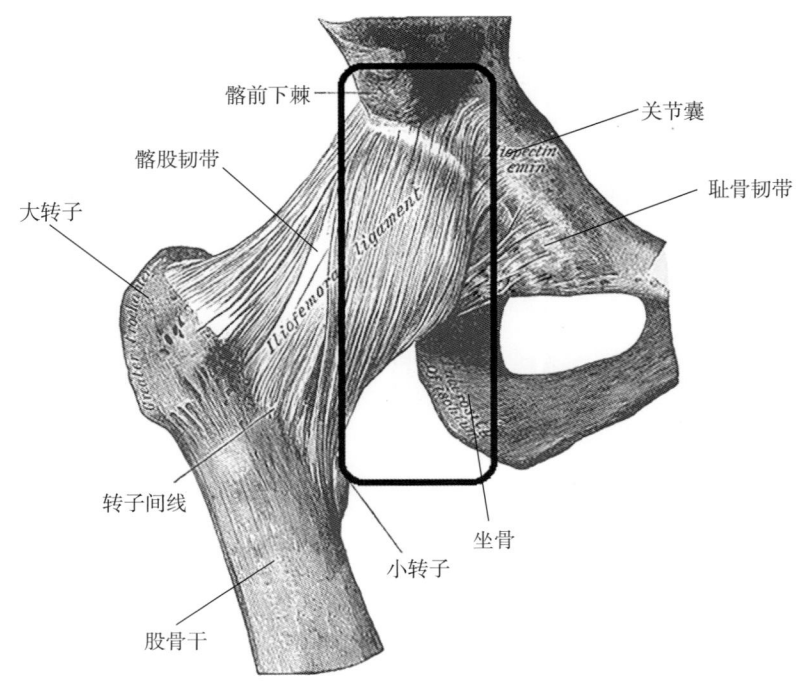

图7.2　显示右侧髋关节成像的正确探头定位

在正常髋关节中，前隐窝几乎不显示（图7.3）。在存在关节积液的情况下，前滑膜内层被抬高，表面覆盖的肌肉和骨之间将显示一个低回声区域（见本章末尾的"常见疾病"部分）。同时需要注意是否伴有滑膜增厚，以及积液为均匀一致还是伴有絮状物。

膝关节

解剖结构

膝关节属于滑膜关节，内衬有滑膜和关节囊，主要功能为屈曲/伸展运动，连接股骨与下方的胫骨以及前方的髌骨。腓骨仅与胫骨连接，是数条膝关节韧带的重要附着部位。髌骨是体内最大的籽骨，嵌于穿过膝关节前方的股四头肌肌腱和髌腱之间。股骨髁与胫骨平台连接处的两个半月状纤维软骨为半月板（分为内侧和外侧），为承重关节提供缓冲功能，使重量分布更均匀（相关膝关节解剖结构见图7.4）。

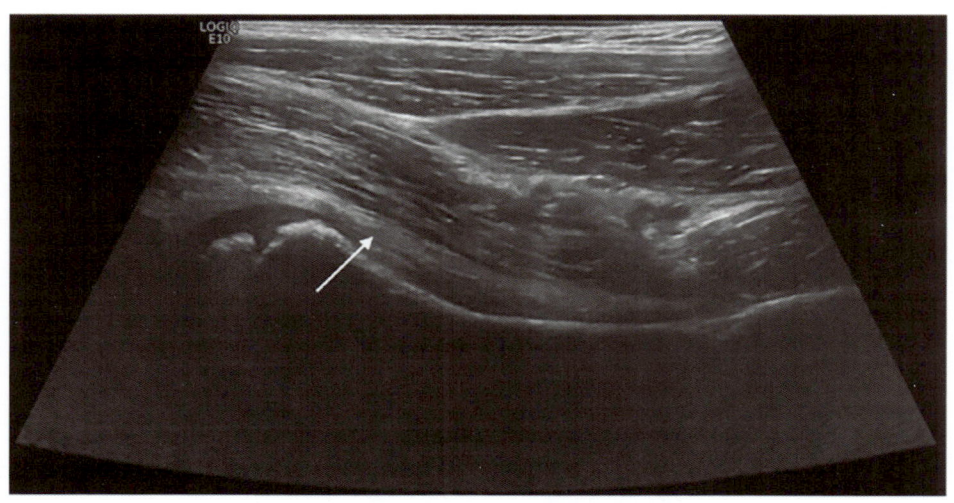

图7.3 正常髋关节。只有存在少量关节积液时，才能显示前隐窝（箭头）

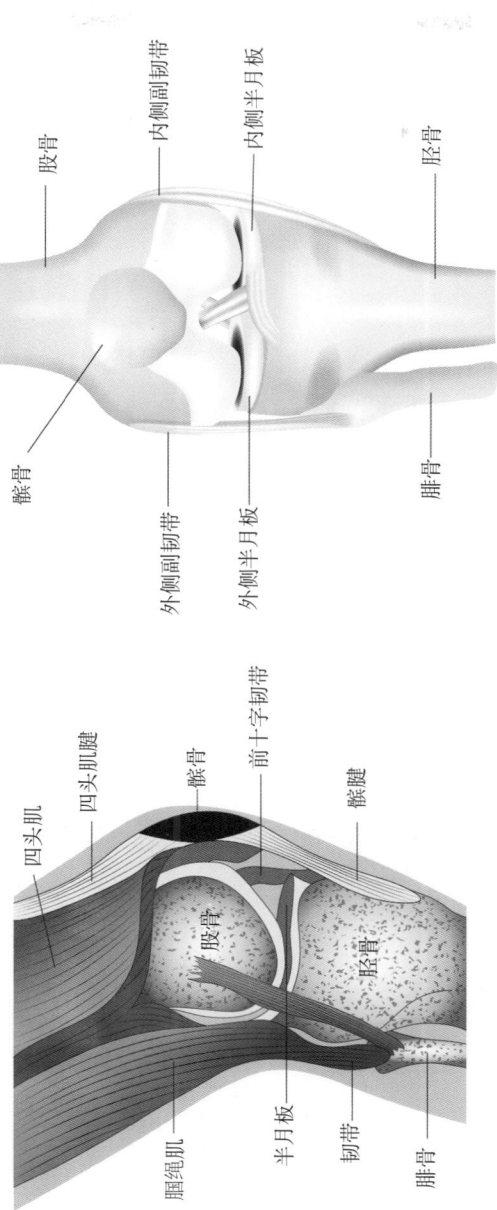

图7.4 膝关节解剖结构

众多重要的韧带参与维持膝关节的稳定，这些韧带常会因各种因素而导致损伤，尤其是在运动员和女性中更为常见。十字韧带在股骨远端和胫骨近端髁间窝中心交叉，维持膝关节的前后稳定性。内侧和外侧副韧带沿膝关节的内侧和外侧走行，维持关节的侧向稳定性。尽管这些结构在研究膝关节损伤中至关重要，但无法通过超声进行评估，通常需要用MRI进行全面评价。超声的作用主要是评估浅表韧带（包括股四头肌和髌骨）和探查关节积液。

技术与方法

膝关节的超声检查与髋关节相似，定位是关键。首先将探头（最好是具有大接触面的高频线阵探头）纵向放置在膝关节上方的中线处（图7.5），可以很好地观察股四头肌肌腱、髌骨上方组织和髌上囊（图7.6），其中髌上囊为膝关节积液的常见部位。如果你确实看到髌上囊有积液，将探头旋转90°，在横断面上扫查并存储灰阶和（或）彩色多普勒图像。如果存在充血和滑膜增厚，应该关注是否有关节积液感染/脓毒性关节炎（参见本章最后的"常见疾病"部分）。

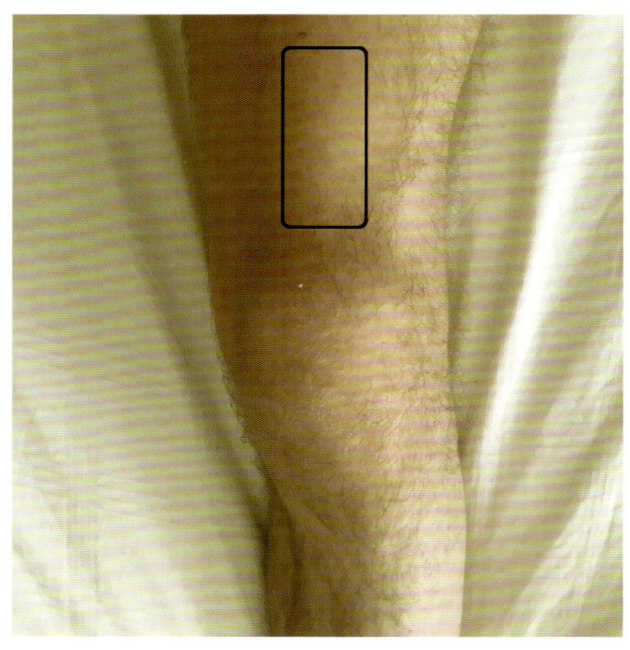

图7.5　膝关节超声检查探头位置

第七章　肌骨超声

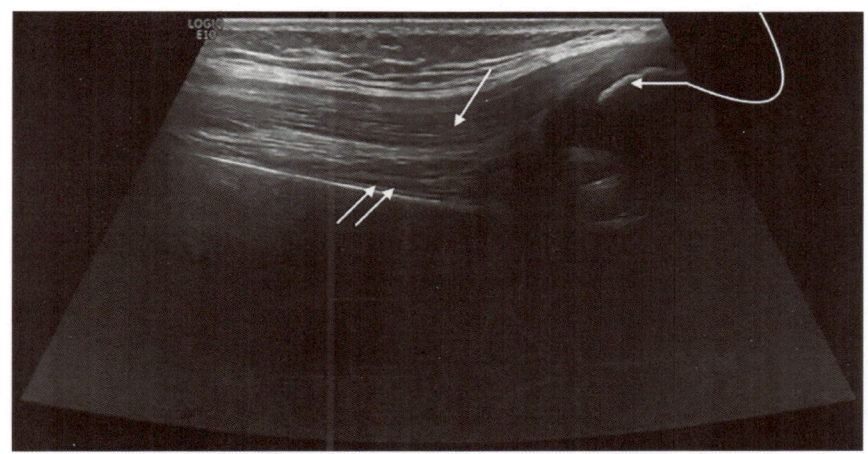

图7.6　膝关节上方，中线位置。股四头肌肌腱（箭头）、无积液的髌上囊（双箭头）和髌骨（弯曲箭头）

如果怀疑有Osgood-Schlatter病（胫骨结节骨骺炎），将探头向下移动到关节的胫骨侧，保持在中线和纵切面内。探查髌腱附着处周围的液体，并应用彩色多普勒明确血流情况。

踝关节

解剖结构

踝关节是指胫腓骨远端与距骨滑车构成的关节（图7.7）。距骨与跟骨之间的关节简称距下关节。许多肌腱和韧带穿过并支撑踝关节和距下关节。从广义上讲，伸肌腱（负责伸展或抬高脚趾）贯穿于足部上方和踝关节前方。屈肌腱（负责屈曲或卷曲脚趾）沿足底穿过，并向上穿过踝关节内侧。最后，腓骨肌腱（负责跖屈和外翻足部）穿过足底，向上穿过踝关节外侧。后足跟和中足的每块骨头之间还有许多其他的小韧带，但前面提到的结构与超声检查最相关。与髋关节和膝关节一样，踝关节内衬滑膜，液体可在此积聚。

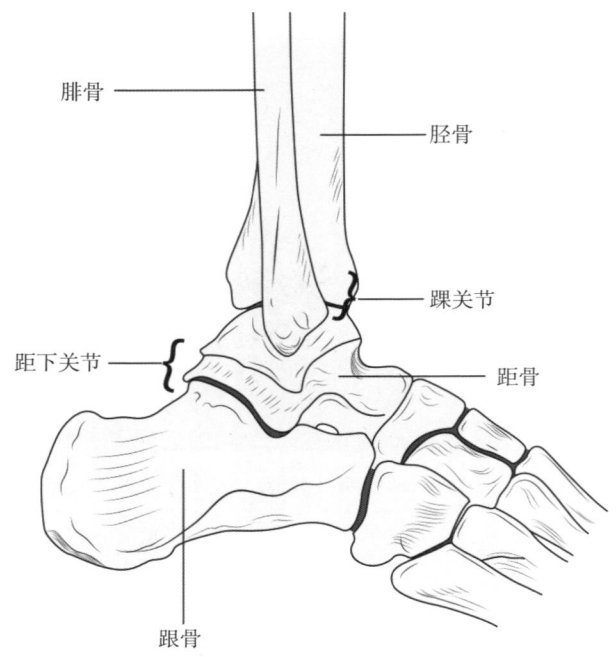

图7.7　踝关节的基本解剖

技术与方法

踝关节完整的结构和功能评价最好由亚专科超声医师和放射科医师进行。床旁超声可以用于踝关节积液的检查。让患者躺在床上，足部跖屈（脚趾朝下），在踝关节前方纵向放置高频线阵探头（图7.8）。这将为你提供踝关节前面的视图，你应该能够看到胫骨远端与距骨穹窿的关节连接（图7.9）。如果关节腔内有过多的低回声液体，则为踝关节积液。如果使用彩色多普勒显示组织血流信号丰富，则化脓性关节炎的可能性大。

如果患者踝关节及其周围出现疼痛、发红或肿胀的区域，超声是评价特定不适或异常区域的有效工具。将高频线性探头直接放在关注区域的上方，在探查该区域时不要忘记使用多普勒技术。你可能会发现与蜂窝织炎相关的浅表皮下组织增厚和充血，甚至有可能发现异物。床旁超声可以作为一种很好的筛查工具来指导进一步的成像，所以如果你看到异常的病变，请让你的患者接受进一步的专科超声检查。

第七章　肌骨超声

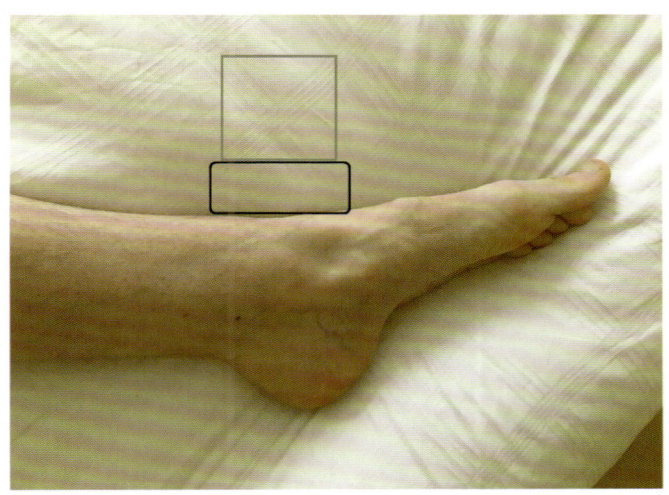

图7.8　踝关节超声检查探头位置

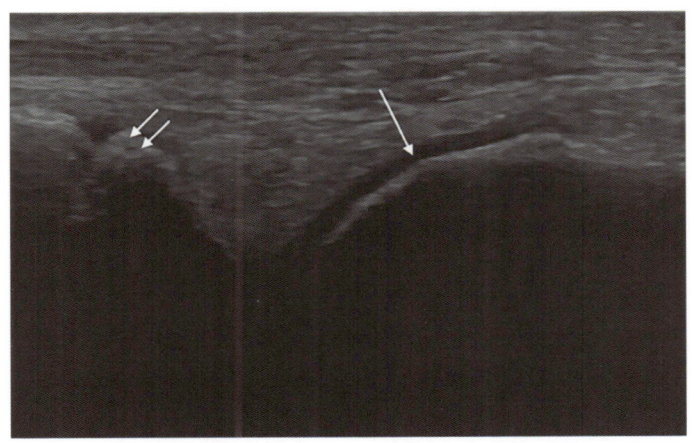

图7.9　踝关节前方声像图。胫骨远端（双箭头）[患者12岁，有骺板]和距骨穹窿（箭头）

肩关节

解剖结构

肩关节是一个球窝关节，由肌腱和肌肉组成的支持带允许多方向运动（图7.10）。肩袖的肌肉可以说是肩部最重要的一组肌肉，这些肌肉和肌腱从肩胛骨交叉至前臂

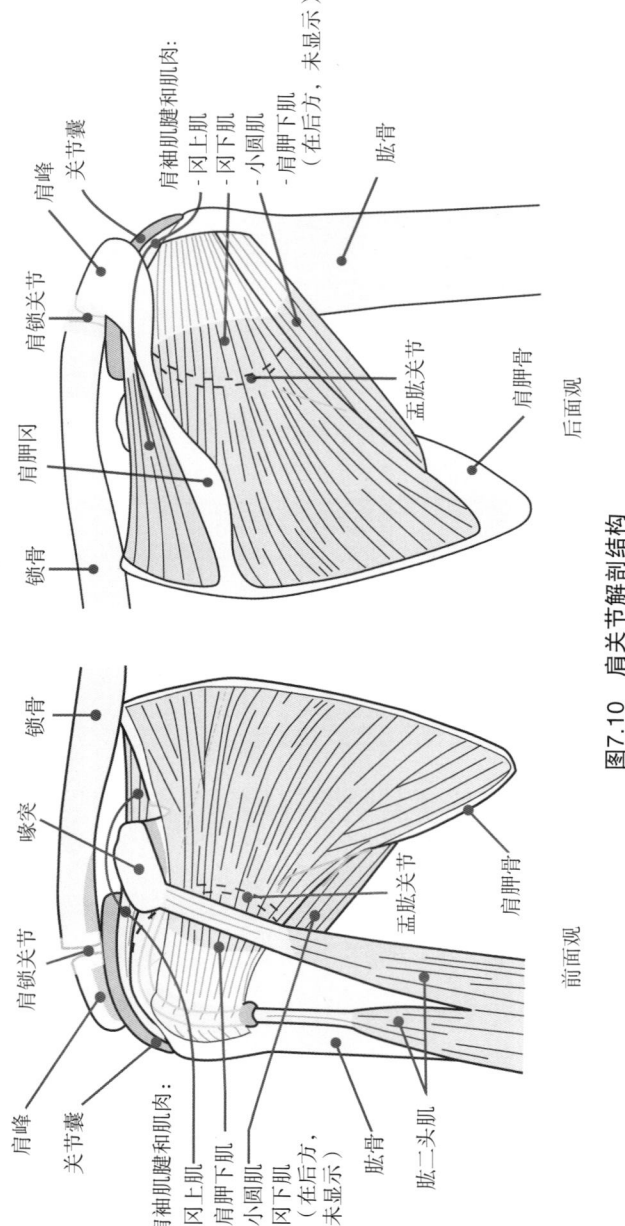

图7.10 肩关节解剖结构

骨骼，以支持和促进肩部的运动。冈上肌和冈下肌起自肩胛骨后表面，越过盂肱关节延伸至肱骨头。小圆肌是较小的肌肉，从肩胛骨下缘经冈下肌下方至肱骨头。最后，肩胛下肌起自肩胛骨前表面，穿过喙突下方附着于肱骨头前表面。这些肌肉和肌腱共同构成肩袖。另一重要的肌肉是前臂的肱二头肌，其肌腱是肩部运动的重要部分，肱二头肌长头肌肌腱附着于喙突，肱二头肌短头肌肌腱附着于肱骨头前方。所有这些肌肉及肌腱的上方覆盖了一个宽大且浅表的肌肉，即三角肌。该肌肉使肩关节呈圆形，使肩关节很少发生病变。

经验丰富的医生通常可以通过详细的临床检查来判断哪些肌肉或肌腱有损伤，从而通过集中和系统的超声来确诊。值得注意的是：肩关节超声评价是一项高度专业化的检查，只能由经过培训的超声医师和放射科医师进行。与本章涉及的其他关节不同，肩关节积液很难在超声上看到，需要横断面成像或荧光透视来识别。

常见疾病（图7.11至图7.14）

肱二头肌腱鞘积液

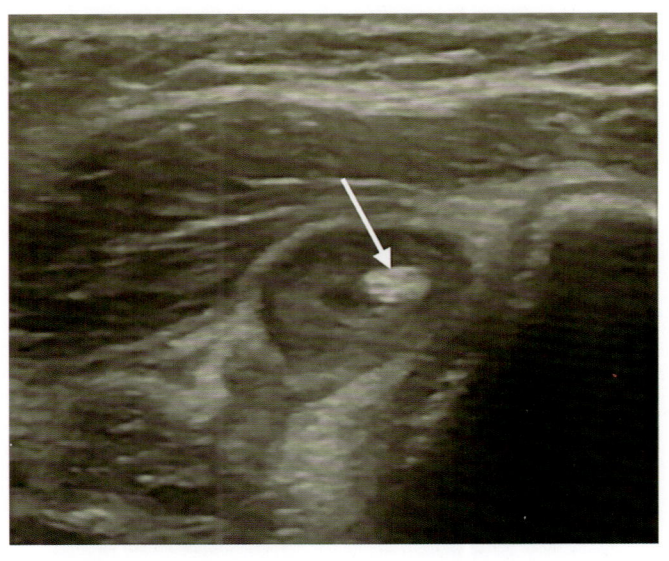

图7.11　肱二头肌肌腱横断面可见强回声（箭头），周围有液体和絮状物，提示肩关节有化脓性关节炎

髋关节积液

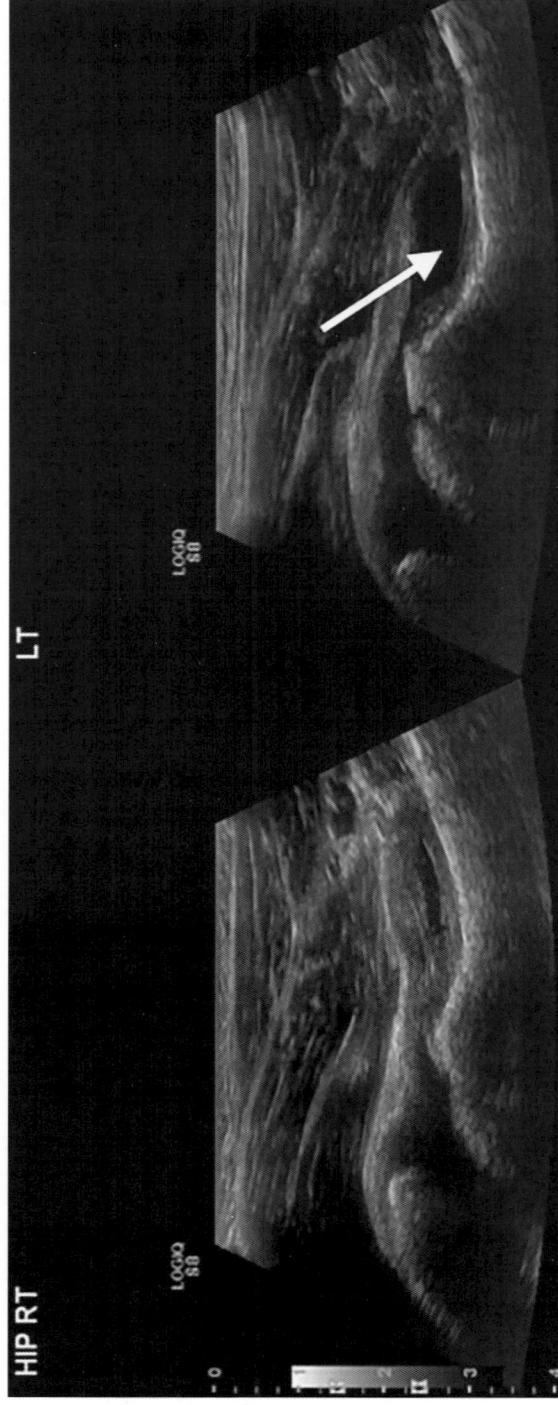

图7.12 儿童右侧和左侧髋关节的对比图像。注意左侧前隐窝中的积液(箭头),使前滑膜抬高

膝关节积液（感染）

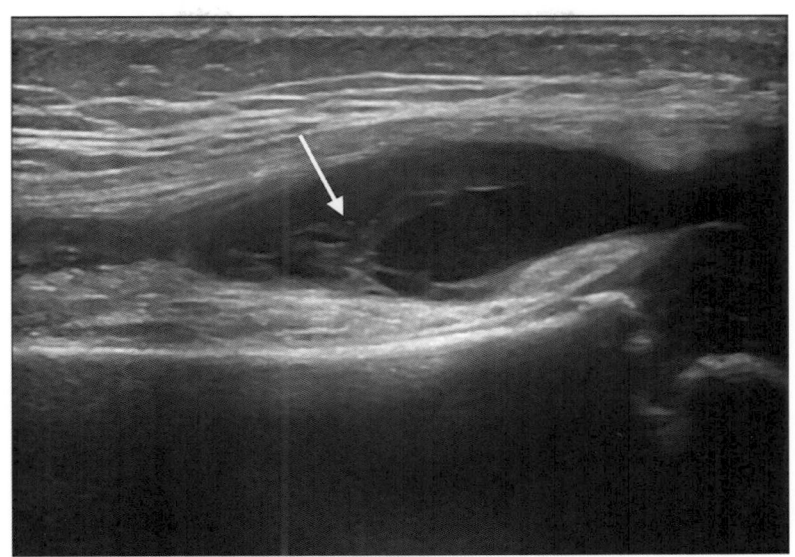

图7.13 髌上囊的纵切面图像显示一个复杂的包裹性积液（箭头），提示化脓性关节炎

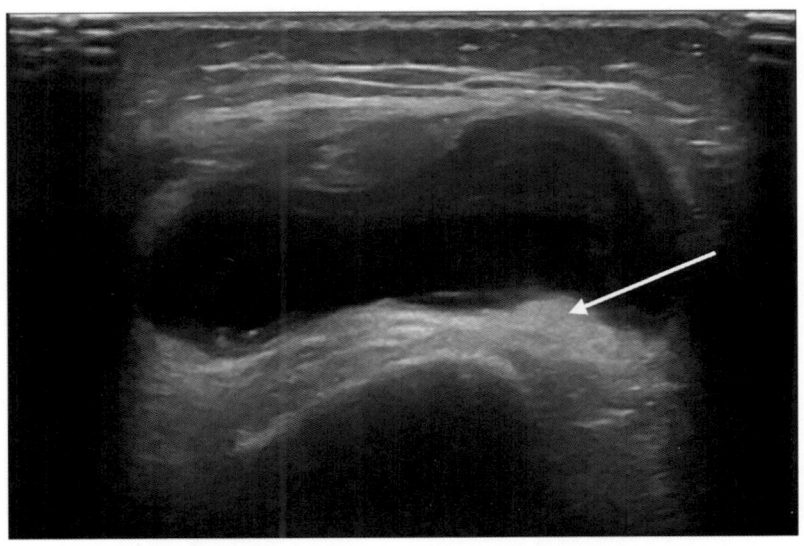

图7.14 相同患者的横切面图像，显示滑膜增厚，支持感染性关节积液/化脓性关节炎的诊断

第八章
动脉超声

James M Forsyth 著　张莹　译

学习目标	105
动脉系统	105
下肢动脉超声基本评估	107
影响动脉系统的常见病变	119
结论	120

学习目标

- 了解血管外科和介入放射学中动脉的相关解剖结构和常用缩略语。
- 基本了解影响下肢动脉系统的常见疾病。
- 基本了解血管多普勒模式,包括灰阶、彩色多普勒和脉冲多普勒。
- 能够进行基本的下肢动脉多普勒超声评估。

本章简要介绍下肢动脉系统的血管外科床旁超声评估,以及以动脉为代表的多普勒超声检查基本步骤。为了使学习尽可能简化,本章只介绍简单的超声物理学和专业术语,目的是引起读者兴趣,并引导正确的临床诊断思维。请注意,本章重点介绍无线超声技术,当使用其他超声仪时同样的原则也适用。

动脉系统

解剖结构

起源于心脏的主要血管是主动脉,主动脉可分为升主动脉、主动脉弓和降主动脉。

主动脉弓的凸侧发出3条动脉，从右向左依次为无名动脉、左颈总动脉和左锁骨下动脉。主动脉弓在第4胸椎下缘移行为降主动脉，降主动脉又以膈的主动脉裂孔为界，分为胸主动脉和腹主动脉。然后腹主动脉分成左、右髂总动脉，髂总动脉进一步分为髂外动脉和髂内动脉。髂内动脉供应骨盆/臀部，髂外动脉在腹股沟韧带下方向下延续为股总动脉。股总动脉位于腹股沟水平的股骨头上方，在股骨头水平分为股浅动脉和股深动脉。股深动脉主要供应大腿，股浅动脉向下走行延伸至膝关节供应小腿肌肉。股浅动脉在通过内收肌裂孔时成为腘动脉，然后通过膝关节后方。膝盖以上的腘动脉称为膝上腘动脉，膝盖以下的腘动脉称为膝下腘动脉。膝下腘动脉分为胫后动脉、胫前动脉和腓动脉三支小腿血管。胫前动脉从膝盖后方通过骨间膜沿胫前外侧走行，移行为位于姆长伸肌肌腱前足外侧的足背动脉。相关动脉的解剖见图8.1。

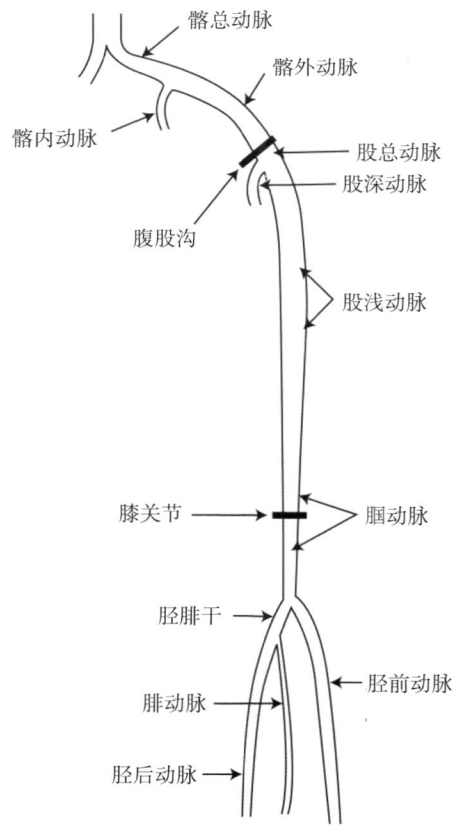

图8.1　下肢动脉基本解剖结构

以下是上述动脉的一些常用缩写：
- 髂外动脉-EIA
- 髂内动脉 - IIA
- 股总动脉 - CFA
- 股浅动脉-SFA
- 股深动脉-PFA
- 膝上腘动脉 - AK腘动脉
- 膝下腘动脉 - BK腘动脉
- 胫前动脉 - ATA
- 胫后动脉 - PTA
- 胫腓干-TPT（腓动脉和胫后动脉的起源）

下肢动脉超声基本评估

准备工作
- 向患者做自我介绍，获得口头同意后检查。
- 洗手，用酒精湿巾清洁超声探头。
- 在整个评估过程中有一位陪护人员在场。
- 要求患者脱掉裤子、鞋子和袜子，露出腹部。
- 患者仰卧位，保持舒适状态（为保持舒适，给患者头部垫一个枕头，保持适宜室温）。
- 患者膝关节略微弯曲，髋关节略微外旋和外展。

图像采集
- 首先，在灰阶超声上使用无线超声探头扫查上腹部，筛查腹主动脉瘤（AAA）。对于体型瘦小的患者，可以使用高频探头；体型高大的患者，需要使用中频/低频探头观察深处的主动脉。如果存在动脉瘤，则应测量其前后径（图8.2）。调节仪器的深度、增益和焦点，能够更清晰地显示腹主动脉（腹主动脉是位于腹部后方、椎体前的深层结构，因此需要增加深度，降低焦点位置）。必要时向下按压超声探头，可以更清晰地观察深处的主动脉。

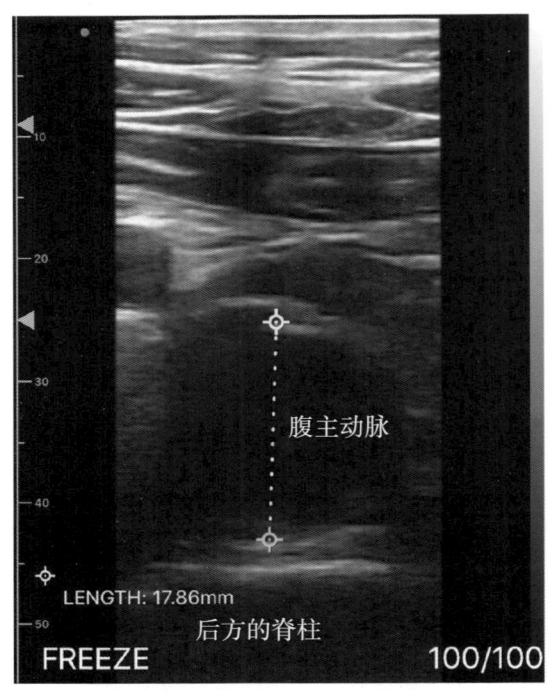

图8.2　体型瘦小患者的正常腹主动脉直径（宽约1.8cm）。可以观察到后方的脊柱

- 探头下移至腹股沟区，使用中频/高频超声探头进行横切和纵切扫查。需重新调整深度和焦点，使定位更浅表。使用灰阶成像来评估CFA、SFA和PFA的起源（图8.3至图8.7）。寻找明显的疾病征象，例如：动脉搏动、搏动强度、钙化、斑块、血栓等。
- 使用彩色多普勒进一步明确股总动脉（CFA）/股浅动脉（SFA）/股深动脉（PFA）（图8.8和图8.9）。当使用彩色多普勒时，为了优化图像，应该调节彩色框（避免90°的入射角）。为防止混叠现象，可以调整脉冲重复频率（PRF）。混叠是取样频率设置过低时发生的伪像，导致血流速度显示的颜色有误。同时调节颜色增益，使血流颜色不会从血管壁向外溢出（即保证血流颜色在血管内显示）。

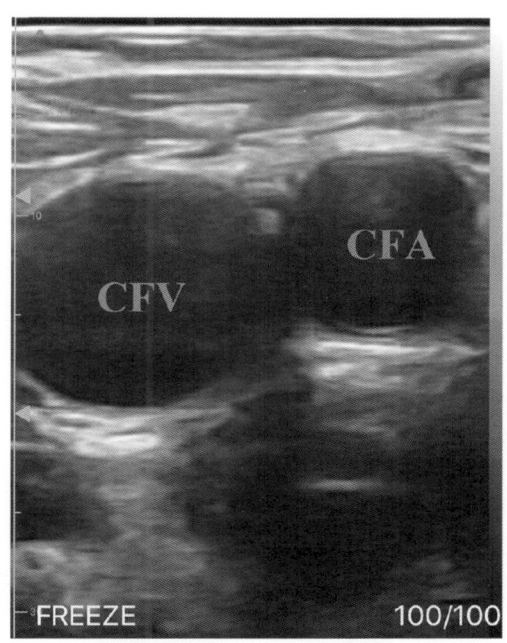

图8.3 正常股总动脉（CFA）及相邻股总静脉（CFV）的横切面。动脉壁较厚，直径略小，外观更圆

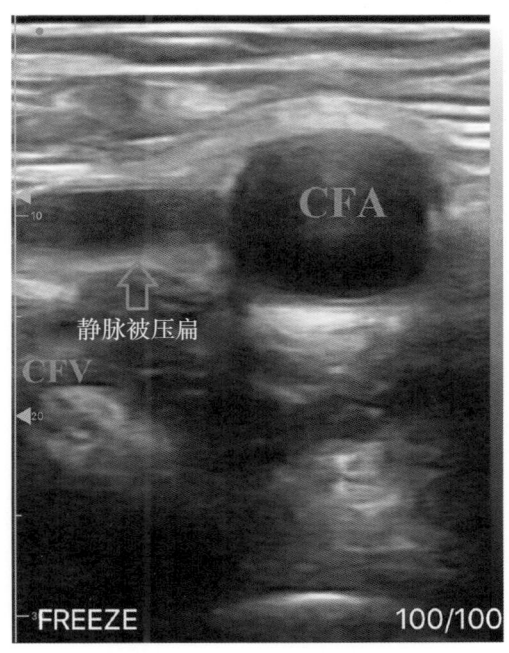

图8.4 股总动脉（CFA）与股总静脉（CFV）容易区分，因为静脉易被股骨头压扁，而动脉则不能

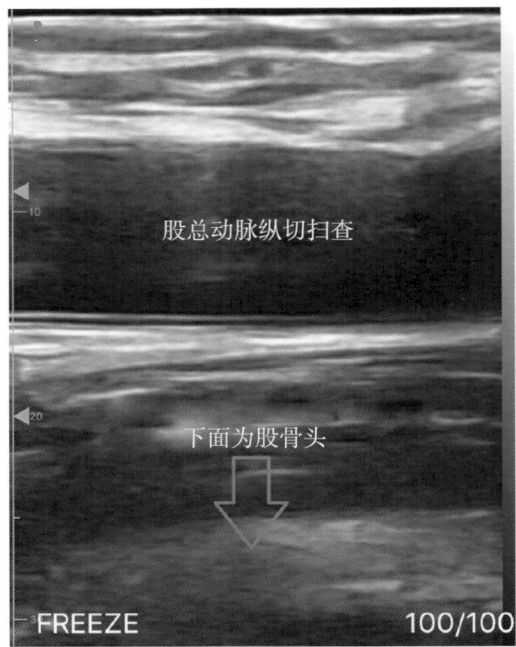

图8.5 纵切面显示正常的股总动脉（CFA）位于股骨头正上方

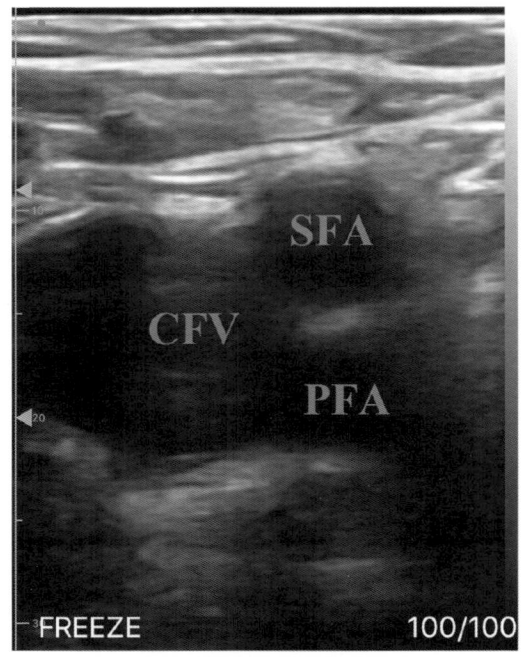

图8.6 正常的股浅动脉（SFA）和股深动脉（PFA）起自股总动脉（CFA）（横切面）

第八章 动脉超声

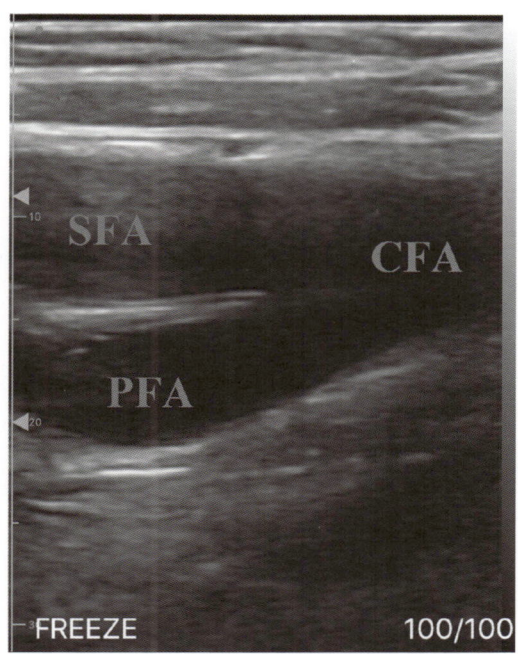

图8.7 正常的股浅动脉（SFA）和股深动脉（PFA）起自股总动脉（CFA）（纵切面）

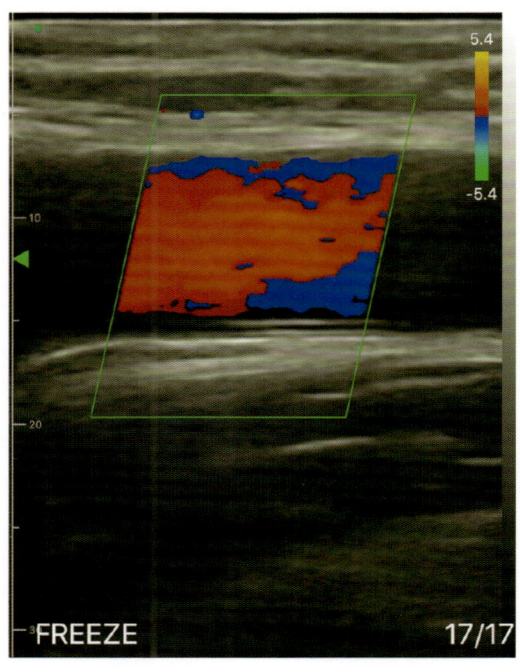

图8.8 纵切面彩色多普勒观察正常股总动脉（CFA）。请注意，取样框略微成角（使用转向键）

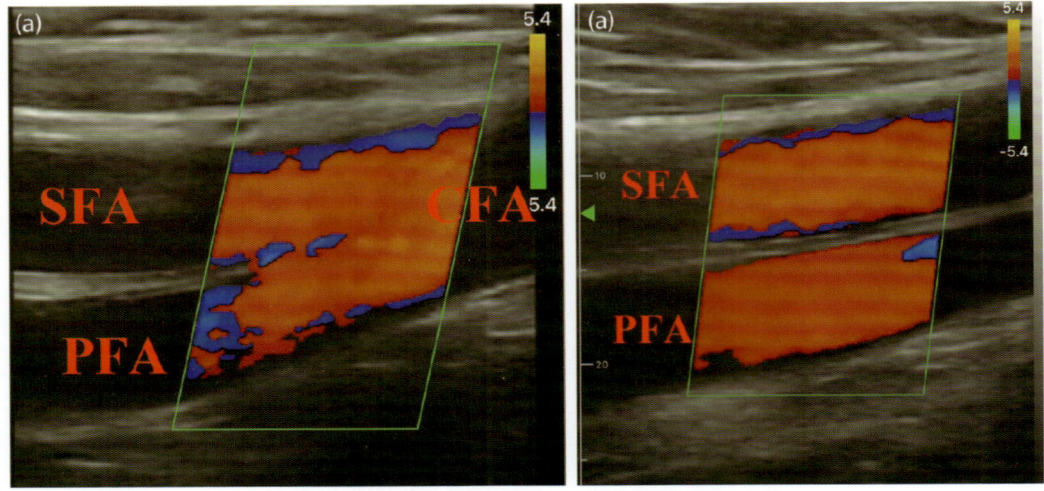

图8.9 （a）彩色多普勒显示正常的股浅动脉（SFA）和股深动脉（PFA）起自股总动脉（CFA）（纵切面）；（b）远端几厘米处（探头沿大腿向下移动）的SFA和PFA

- 使用脉冲多普勒评估CFA/SFA/PFA起源波形。主要有三类动脉波形，单相提示重度动脉疾病，双相提示中度动脉疾病，三相提示正常动脉血流（图8.10和图8.11）。大体外观正常但波形幅度减小的动脉提示近侧血管疾病（例如，外观正常的CFA和单相血流波形提示重度近端髂动脉疾病）。当探头角度为90°时，计算机不会对多普勒频移进行编码，因此，当使用脉冲波多普勒时，应确保角度≤60°。调整无线探头的倾斜度，使动脉（纵切面）与水平线（代表你的角度）平行。此外，调节脉冲重复频率（PRF）键可优化波形图像。最后，在评估动脉时，建议将取样容积保持在血管中心，并减小取样容积的大小，以便记录血管腔中心的最大血流速度。
- 纵切面探头沿着股浅动脉下移。使用灰阶、彩色多普勒和脉冲多普勒超声相结合的方法连续评估每一段血管，始终保持SFA显示在屏幕上（图8.12和图8.13）。

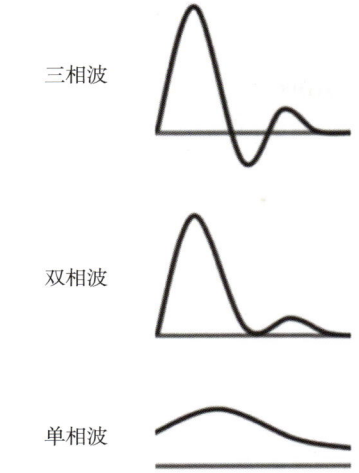

图8.10 使用频谱多普勒识别三种不同类型动脉波形的图像

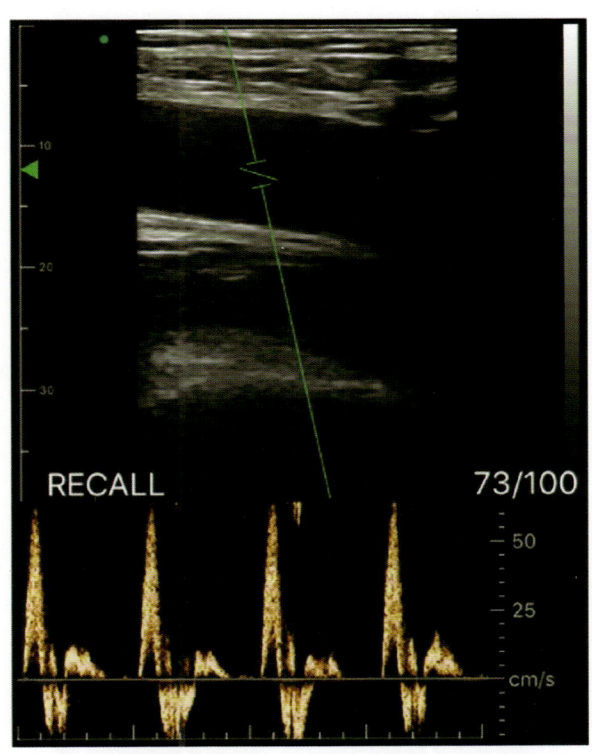

图8.11 纵切面脉冲多普勒评估股总动脉（CFA）（为正常动脉三相血流频谱）。适当调整角度和转向，调整无线探头至头–趾位，使CFA与水平线平行

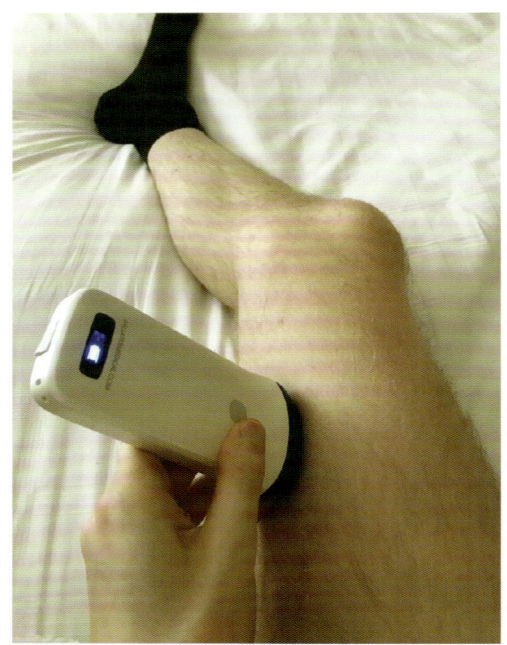

图8.12 纵切面扫查远端股浅动脉（SFA）/腘动脉（AK）的位置

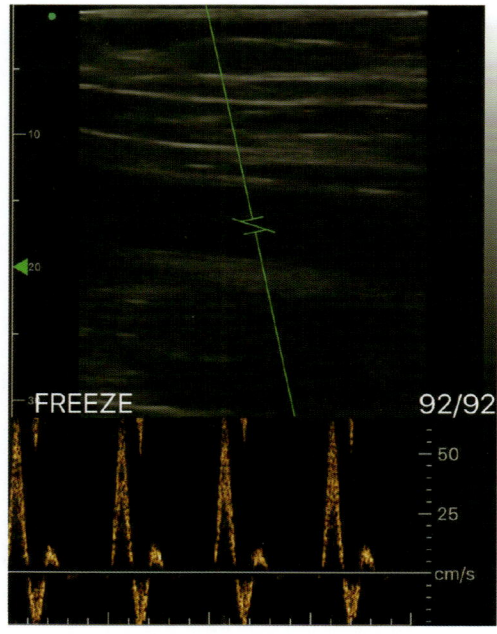

图8.13 正常股浅动脉（SFA）/腘动脉（AK）的三相血流频谱

- 如上所述，在大腿下段，股浅动脉（SFA）移行为AK腘动脉，并进入内收肌裂孔，沿着膝关节后方下行。因此，一旦到达股骨下段，应将超声探头移到膝关节后方扫查（图8.14），可扫查到BK腘动脉。再次用灰阶超声评估管壁的厚度、动脉的搏动以及是否有明显病变，并使用彩色多普勒和脉冲波多普勒超声评估动脉血流（图8.15）。为了更容易地评估腘动脉，可以要求患者取俯卧位。

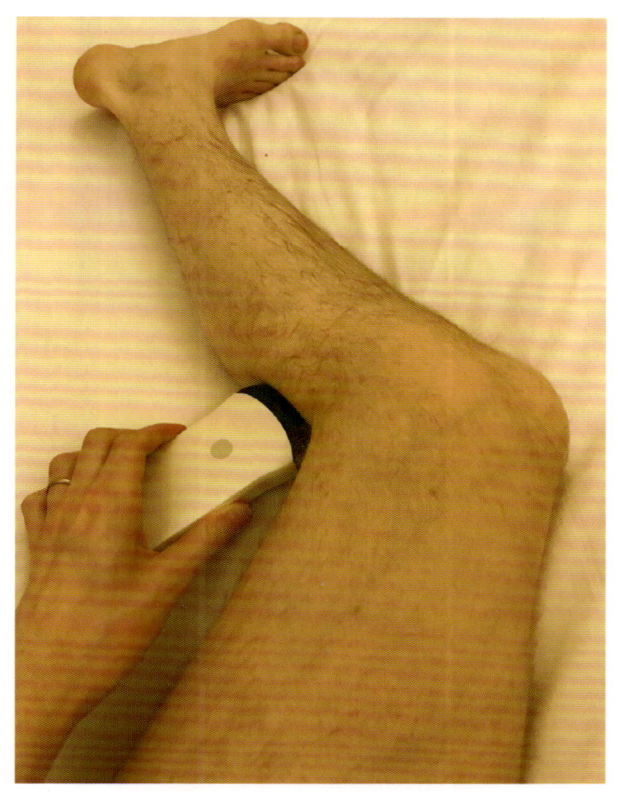

图8.14 将无线超声探头纵向放置在膝关节后方，评估BK腘动脉

- 与BK腘动脉相比，扫查足部的小动脉更困难。对于基本入门指南，我们将重点关注两个主要部分：（1）踝关节处的胫前动脉（ATA）和（2）踝关节处的胫后动脉（PTA）。通过扫查这两个区域，应该能够确定是否有明显的足部血管病变（图8.16至图8.20）。建议纵切面扫查这些结构，先用灰阶超声探查动脉，然后再用彩色多普勒检查，最后使用脉冲多普勒检查。

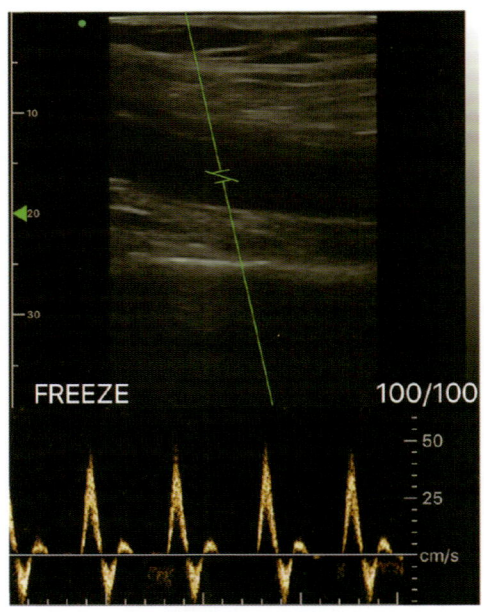

图8.15 纵切面显示正常BK腘动脉三相血流频谱（注意，操作者可以对上方的腘静脉进行加压，以减小动脉的深度，从而改善波形）

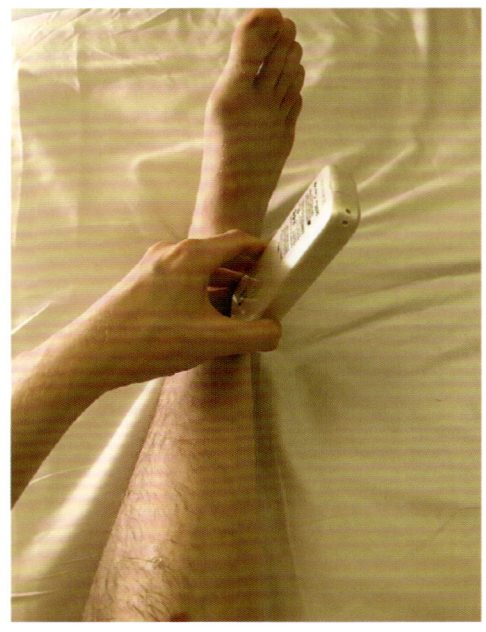

图8.16 无线超声探头纵切扫查显示踝关节水平的胫前动脉

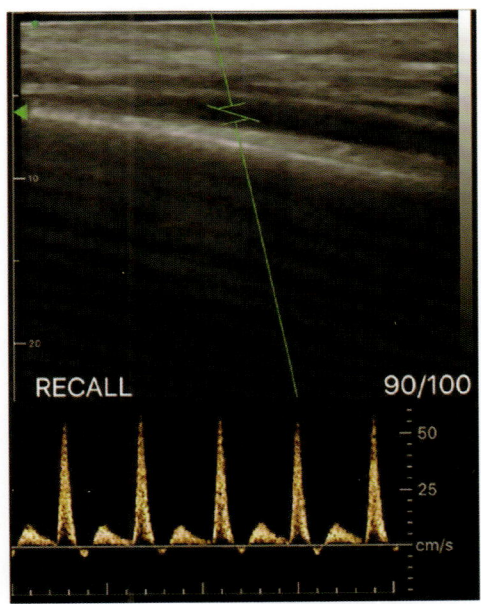

图8.17 脉冲波多普勒显示正常胫前动脉的三相血流频谱

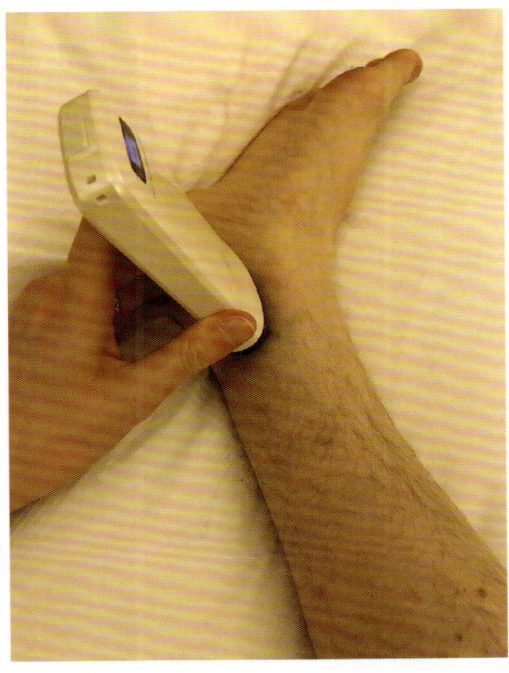

图8.18 无线超声探头在踝关节水平纵切扫查胫后动脉

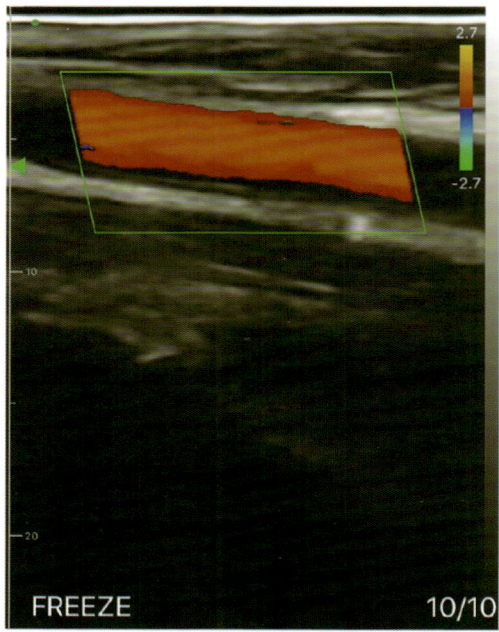

图8.19 彩色多普勒显示正常的胫后动脉

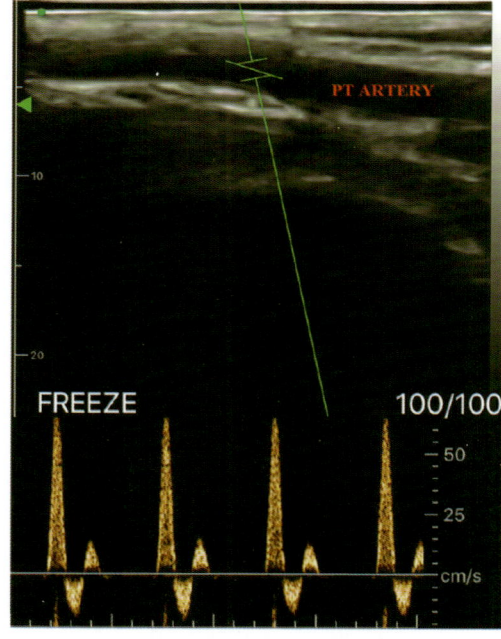

图8.20 脉冲波多普勒显示正常胫后动脉的三相血流频谱

结束步骤

- 完成评估后，感谢患者的配合，并帮助其擦去皮肤上的耦合剂。
- 洗手，用酒精湿巾清洁超声探头。
- 记录你的发现。
- 向患者解释你的超声检查结果。
- 根据需要决定下一步的检查/治疗。

影响动脉系统的常见病变

在血管外科手术前评估下肢病变最常见的临床指征：

1. 间歇性跛行
2. 慢性肢体缺血
3. 急性肢体缺血

间歇性跛行

当存在慢性狭窄性或闭塞性外周下肢动脉疾病时，在疾病的轻、中度阶段，患者在静息时仍有足够的血液供应组织灌注，但运动时则会出现部分症状。当肌肉被拉伸时，额外的需求导致血供不足，患者在相关肌群处感到抽筋样疼痛。上斜坡或爬楼梯时症状进一步加重，休息后症状会在几分钟内消失，称为间歇性跛行。痉挛的肌肉群与动脉疾病的部位有关。例如，髂动脉疾病的跛行疼痛的典型区域是臀部/大腿。股浅动脉疾病的跛行疼痛的典型区域是小腿。这些患者可能表现出慢性缺血的体征，例如毛发生长不良、肌肉萎缩。

慢性肢体缺血

慢性肢体缺血（CLTI）代表动脉疾病的晚期。CLTI的定义是在存在外周动脉粥样硬化疾病的情况下，出现缺血性静息痛或组织损失（溃疡或坏疽）持续2周或以上。这些患者通常表现为前足静息痛，前足严重夜间痛，使其无法入睡。患者主诉通常是睡觉时必须将腿悬在床外（这样重力可以帮助改善足部血液供应，缓解缺血性疼痛）。该疾病的超声表现还包括一个或多个血流动力学参数异常，例如踝肱压力指数（ABPI）降低（<0.4）。

急性肢体缺血

急性肢体缺血是指下肢主要动脉突然闭塞，通常导致以下体征和症状（6P综合征）：
- 疼痛（Pain）
- 苍白（Pallor）
- 动脉搏动消失（Pulselessness）
- 温度降低（Perishingly cold）
- 感觉异常（Paraesthesia）
- 麻木（Paralysis）

最常见的原因是由于房颤患者的血栓引起。栓子从心脏沿着主动脉向下输送，并停留在主要的下肢血管中。典型部位包括股浅动脉、腘动脉和/或足部血管。有时大栓子可能卡在主动脉分叉处，导致双侧髂动脉完全闭塞，双侧下肢缺血。其他栓塞原因包括：大面积心肌梗死后左心室血栓脱落或近端病变动脉血栓脱落。其他需要考虑的原因包括：可导致远端足部血管闭塞的腘动脉瘤血栓形成，以及慢性动脉疾病的原位血栓形成。既往接受动脉旁路移植术或动脉支架植入的患者，当旁路/支架闭塞时，出现急性肢体缺血情况也越来越常见。上述疾病通常表现为"慢性疾病急性变"的缺血表现，即出现6P综合征中的多个急性缺血变化，同时也伴有慢性缺血体征。

结论

下肢动脉多普勒超声有助于评估血管疾病。灰阶超声能够观察病变的大体区域，彩色多普勒和脉冲多普勒超声有助于更详细地评估动脉血流。动脉多普勒超声需要结合患者的详细病史和体格检查，并补充动脉解剖结构和血管疾病评估。本章重点关注"正常"发现，实际上这应该是超声检查中首先需要了解并掌握的内容。然后，随着实践次数的增加及与真实临床患者的接触，操作者的经验会逐渐增多，并更擅长使用超声识别病变。

第九章
静脉超声

James M Forsyth 著　胡惠娟　童嘉辉　译

学习目标	121
解剖结构	122
下肢静脉超声基本评估	124
影响静脉系统的常见病变	133
结论	134

学习目标

- 了解相关的下肢静脉解剖以及在血管外科学和介入放射学中常用的静脉名称缩写。
- 基本了解影响下肢静脉系统的常见病变（特别是浅静脉反流、静脉曲张、下肢静脉性溃疡和深静脉血栓形成）。
- 基本了解静脉的多普勒扫查方法，包括灰阶、彩色多普勒和脉冲多普勒。
- 能够进行基本的下肢静脉多普勒超声评估。

　　本章将简要介绍在血管外科中如何使用床旁即时超声对下肢静脉系统进行评估。与第八章一样，本章主要介绍静脉多普勒超声。静脉疾病和静脉多普勒超声扫查都属于专科领域，在本节中，我们的目的只是探讨在日常临床工作中常见和基本的病变。同样，在本章中，重点介绍无线超声技术，当使用其他超声仪时同样的原则也适用。

解剖结构

浅静脉

下肢需要检查的两条主要浅静脉分别是大隐静脉（GSV）和小隐静脉（SSV）。应注意，有时大隐静脉被称为长隐静脉（LSV），小隐静脉被称为短隐静脉或较小的隐静脉。大隐静脉（GSV）沿着腿部内侧向腹股沟延伸，在隐股交界处（SFJ）与股总静脉（CFV）汇合。小隐静脉（SSV）沿着小腿背部向腘窝延伸，与腘静脉在隐腘交界处（SPJ）汇合。相关下肢浅静脉解剖图见图9.1。

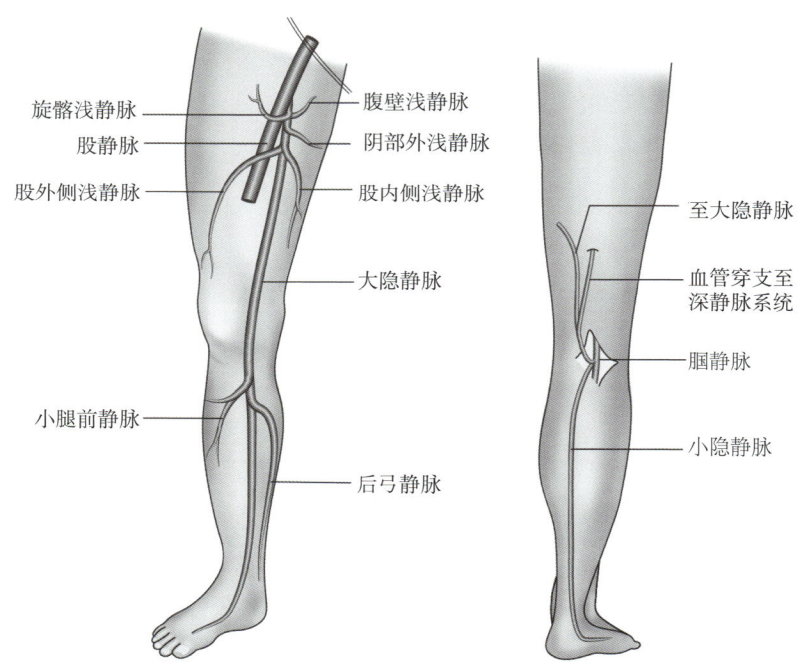

图9.1　下肢浅静脉基础解剖

深静脉

股总静脉（CFV）由股静脉（FV）和股深静脉（DFV）汇合而成，两者是大腿的主要深静脉。股静脉为腘静脉的延续，腘静脉由小腿远端静脉（胫前静脉、胫后静脉和腓静脉）汇入。这三条小腿远端静脉也是深静脉，但为了简化起见，我们在本入门指南中不做重点介绍。相关下肢深静脉解剖图详见图9.2。

第九章 静脉超声

> **重点提示**
>
> 既往,股静脉被称为股浅静脉。至今许多临床医生和超声医生仍在使用。应该避免这种"张冠李戴"的情况,因为这会导致临床医生误认为它不是深静脉,进而导致股静脉血栓的不当处理。在超声报告中,很容易将深静脉血栓误认为是股浅静脉血栓,导致延误治疗。

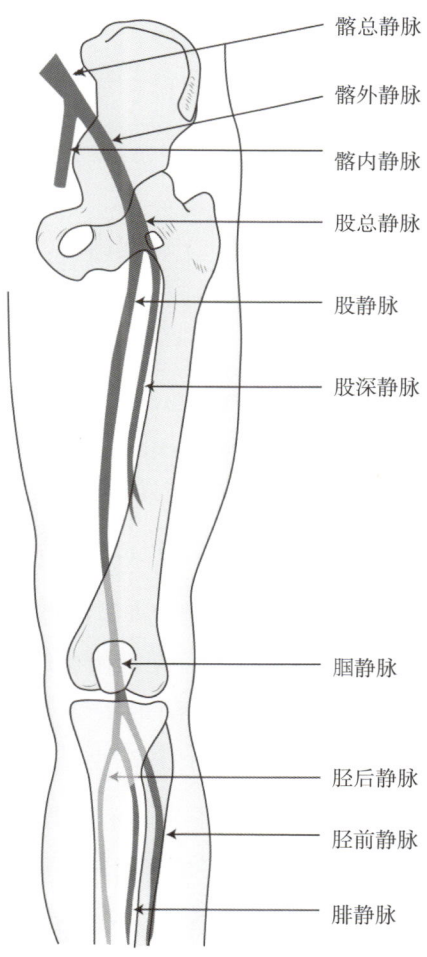

图9.2 下肢深静脉基础解剖

下肢静脉超声基本评估

准备工作

- 向患者做自我介绍，说明操作过程，并获得口头同意。
- 洗手，用酒精湿巾清洁超声探头。
- 在整个评估过程中需要有一名陪护人员在场。
- 嘱患者脱下裤子、鞋子和袜子。
- 在评估过程中，患者处于直立位，使静脉充血，有助于检查。或者让患者躺在一张床上，保持头高脚低体位。

图像采集

大隐静脉（GSV）评估

- 跪或坐在站立位患者的面前。嘱患者稍向上拉起内裤，便于在腹股沟处扫查。向外旋转下肢，使大腿/小腿的内侧更容易显示。
- 在灰阶超声的横切面上，调整探头深度，增益、聚焦和移动探头，在腹股沟切面上寻找隐股交界处（SFJ）。可以显示由股总动脉（CFA）、股总静脉（CFV）和大隐静脉（GSV）构成的"米老鼠"征象（图9.3）。纵向或横向移动探头，可更全面观察隐股交界处（SFJ）（图9.4）。
- 此时，选择脉冲多普勒。纵切面显示隐股交界处（SFJ）。挤压患者小腿/大腿下部，迫使静脉血向上通过交界处。评估观察是否存在明显的反流（图9.5）。
- 继续沿着小腿向下扫描大隐静脉（GSV）。在灰阶成像中，你可以确定大隐静脉（GSV）的血管直径大小，并可评估血管的可压缩性、延展性等。值得注意的是，大隐静脉（GSV）直径>5mm是病理性反流的最佳阳性预测值（图9.6）。在纵切面中，你可以使用脉冲多普勒进一步评估是否有血管功能不全（图9.7）。
- 可以使用彩色多普勒检查是否有反流。当挤压腿时，可看到静脉血流向患者心脏的彩色血流信号。然而，不应该有明显的反向彩色血流信号流回到腿部。如果有，提示正在评估的静脉段存在瓣膜反流。

第九章 静脉超声

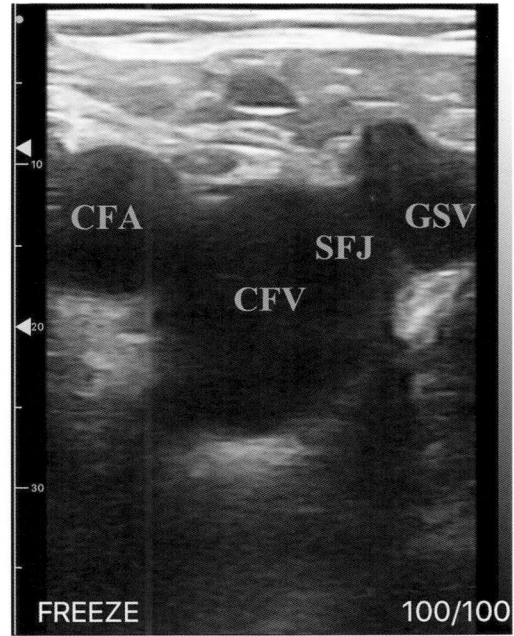

图9.3 超声图像显示大隐静脉（GSV）和股总静脉（CFV）汇合，并与股总动脉（CFA）毗邻。该超声图像显示典型的"米老鼠"特征性声像图，以及隐股交界处（SFJ）的经典图像

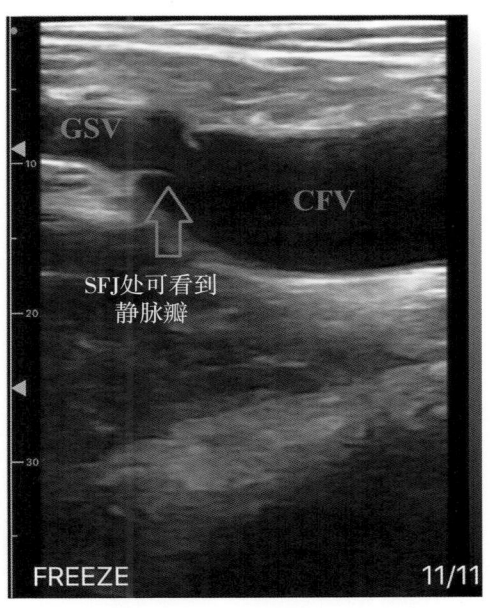

图9.4 隐股交界处（SFJ）纵切面，可清晰显示静脉瓣尖端，大隐静脉（GSV）在此处汇入股总静脉（CFV）

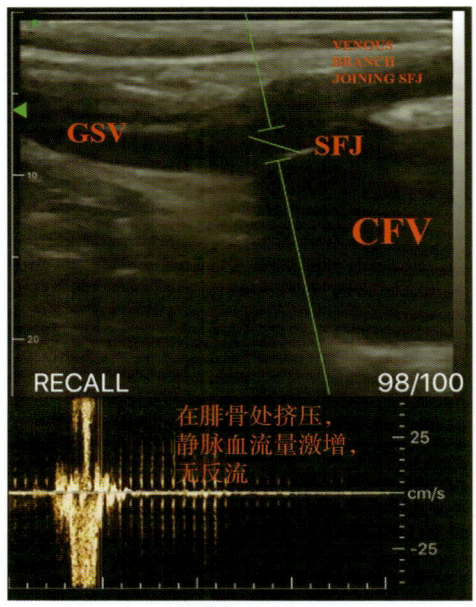

图9.5 正常健康患者的纵切面超声图像不会显示反流。当挤压腿部时,通过隐股交界处(SFJ)的静脉血突然涌动,频谱表现为血流量的突然激增。但是,由于隐股交界处(SFJ)静脉瓣的作用,血液反流会突然中止而不会持续存在

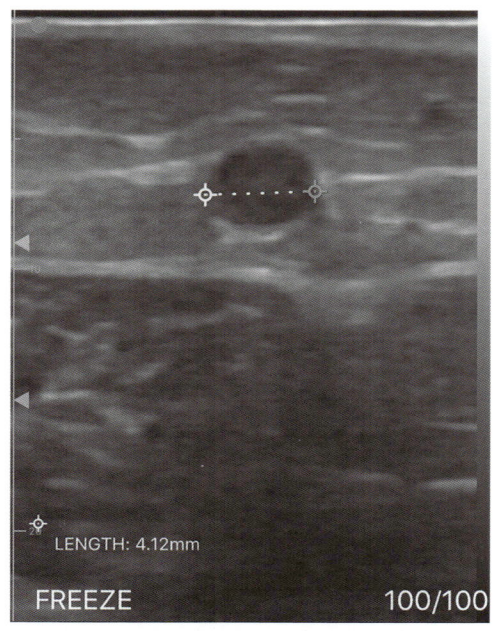

图9.6 正常健康患者超声图像,大隐静脉(GSV)直径<5mm(横切面)

第九章　静脉超声

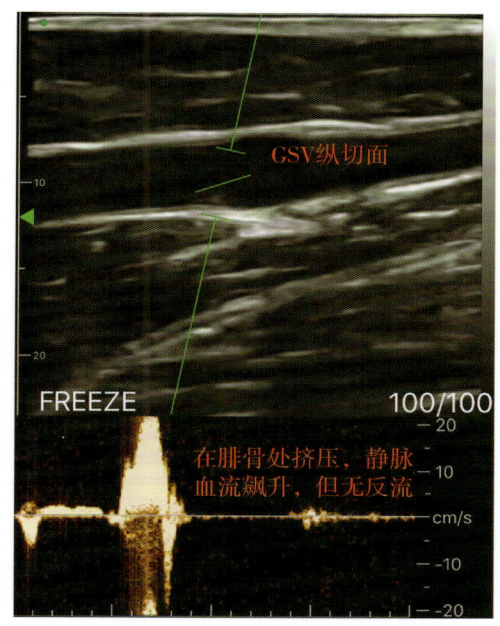

图9.7　脉冲多普勒评估大隐静脉（GSV）反流（纵切面）。健康患者无反流

小隐静脉（SSV）评估

- 跪或坐在患者背面。
- 在横切面或纵切面上，调整探头的深度、增益、聚焦和探头角度，以辨认出腘窝里的隐股交界处（SFJ）。小隐静脉（SSV）走行很深，在膝盖后方汇入腘静脉（图9.8和图9.9）。
- 此时，可以选择脉冲多普勒（或选择彩色多普勒）。在此处轻轻挤压患者的小腿，迫使静脉血向上通过交界处。评估是否有反流，遵循与隐股交界处（SFJ）/大隐静脉（GSV）完全相同的评估原则。
- 继续向脚踝方向扫描小隐静脉（SSV）。在灰阶超声中，可以测量小隐静脉（SSV）的直径，评估血管的可压缩性、延展性等。值得注意的是，小隐静脉（SSV）血管横切面直径＞3.5mm是病理性反流的最佳预测值（图9.10）。也可以使用脉冲多普勒或彩色多普勒来评估小隐静脉（SSV）是否有血管功能不全。

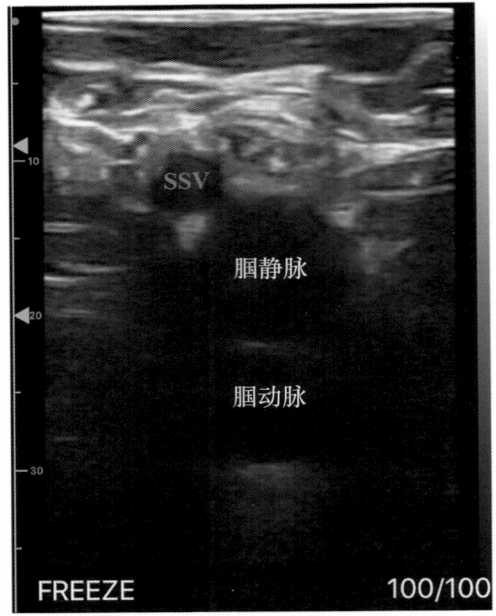

图9.8 横切面显示小隐静脉（SSV）向下汇入位于腘动脉正上方的腘静脉

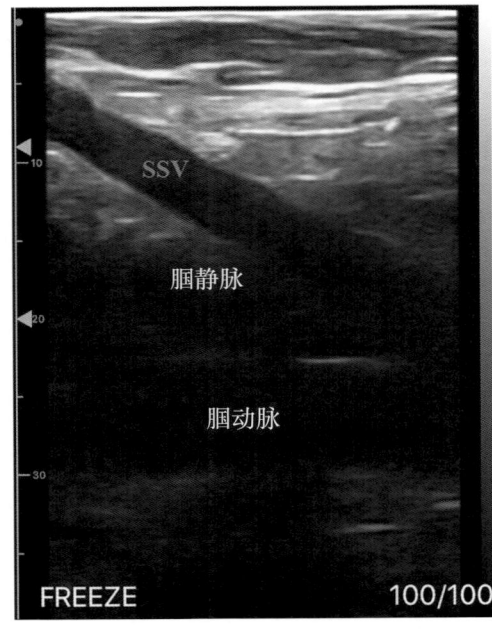

图9.9 纵切面显示小隐静脉（SSV）向下汇入腘静脉（腘动脉位于腘静脉下方）

第九章 静脉超声

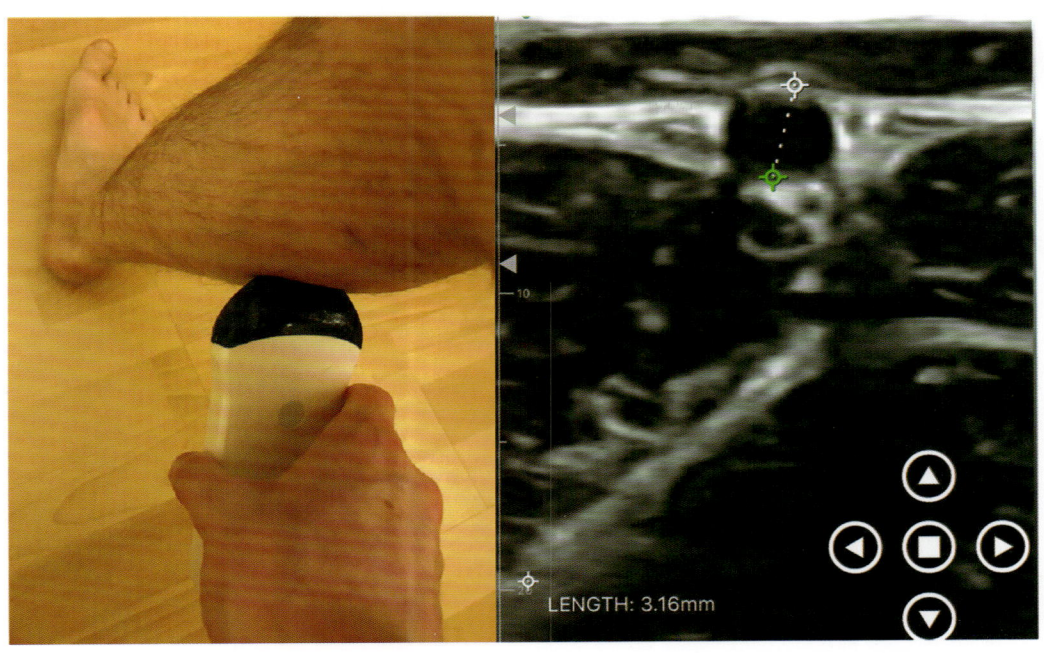

图9.10 为观察和测量小隐静脉（SSV）的血管直径，操作者手持无线探头，横切面扫查小腿后上部

急性深静脉血栓形成的评估

- 建议在灰阶超声对三个位置的近端深静脉进行简单的挤压评估——分别在腹股沟、大腿中部和膝盖后方。用超声探头在横切面上对深静脉血栓形成（DVT）的情况进行评估。在横切面观察静脉是否被完全压扁，而在纵切面上显示探头挤压过程比较困难。对于更复杂的深静脉血栓形成（DVT）检查和小腿静脉扫查，请参阅专业书籍。

- 下肢应尽可能保持一种特定的姿势进行检查，使静脉尽量扩张，有助于观察。理想情况下，双腿应向下倾斜至少30°（头高脚低位），或者站立位检查。

- 使用无线探头，在横切面上，首先评估腹股沟。识别出前面描述的"米老鼠"征象，压迫股总静脉（CFV），如果没有深静脉血栓形成（DVT），股总静脉（CFV）很容易被完全压扁［图9.11显示完全被压扁的股总静脉（CFV）及其旁边的股总动脉（CFA）］。

129

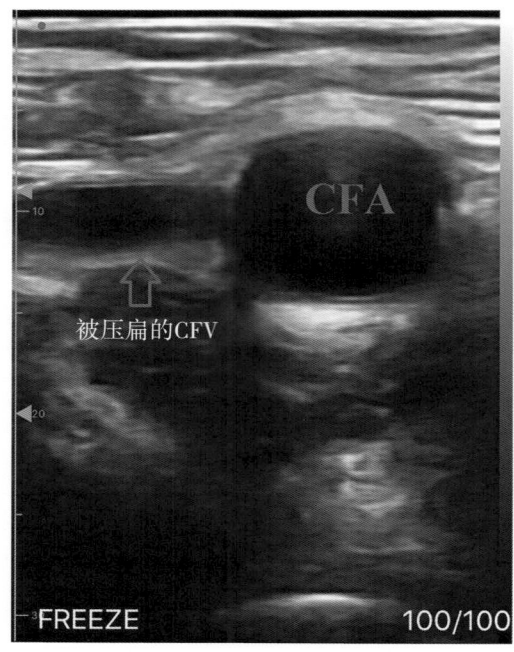

图9.11 如果股总静脉（CFV）可以被完全压扁，则可以排除深静脉血栓形成（DVT）。图像中股总静脉（CFV）几乎被完全压扁，而股总动脉（CFA）仍然扩张充盈

- 重复此步骤，向上几厘米（腹股沟韧带水平的髂外静脉方向）重新评估股总静脉（CFV）。检查正常静脉的压缩性。
- 回到"米老鼠"位置，然后向下移动几厘米重复这一步骤，包括股静脉和股深静脉的起始位置（图9.12至图9.14）。观察它们是否能被很容易且完全地压扁。
- 现在，请将注意力转移到大腿中部。在横切面中找到股浅动脉（SFA）和股静脉（FV），用探头向下挤压股静脉（FV）。一条正常的股静脉（FV）应该很容易被压扁，而股浅动脉（SFA）显示一直在搏动。向上或者向下移动扫查几厘米，再次确认股静脉（FV）的可压缩性是否正常。
- 最后，将你的注意力转移到腘窝。再次使用无线探头，在横切面中找出腘窝中部的腘静脉。确认此处上下几厘米处血管的可压缩性是否正常。
- 你需要计算患者的Wells评分，并结合D-二聚体的结果进行诊断。值得注意的是，如果患者的D-二聚体结果呈阳性，但近端深静脉血栓形成（DVT）超声检查结果呈阴性，则需要在一周后重新对患者的近端静脉进行超声扫查评估。

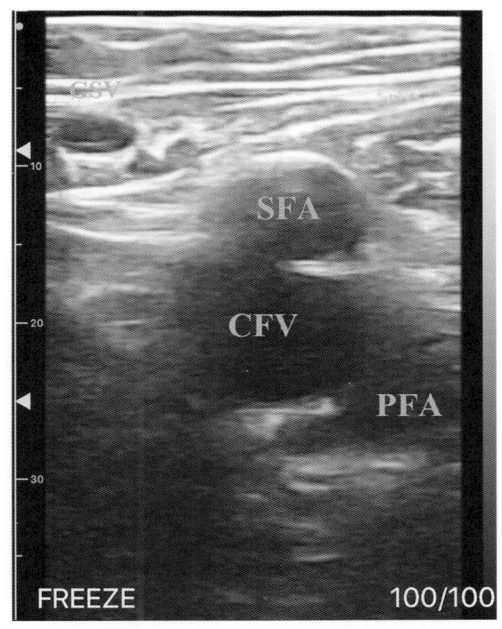

图9.12　无线探头从"米老鼠"征切面处向下移动，显示大隐静脉（GSV）、股浅动脉（SFA）、股深动脉（PFA）、股总动脉（CFV），识别股静脉和股深静脉的起始位置

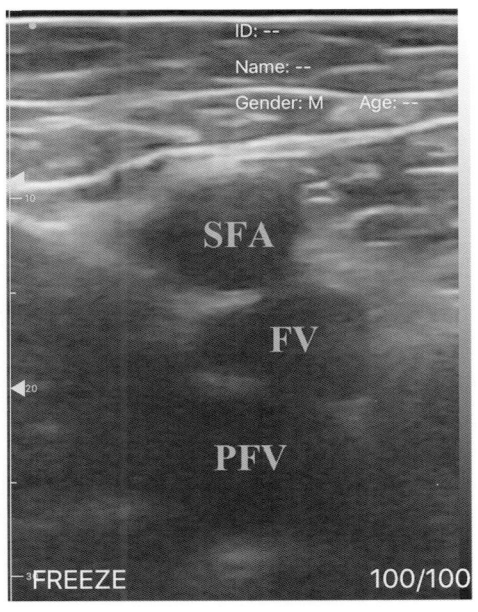

图9.13　探头继续向下，股总静脉（CFV）延伸为正常的股静脉（FV）和股深静脉（PFV）。在这个定位点，股浅动脉（SFA）可清晰显示，而股深动脉（PFA）位于大腿深处，不易显示

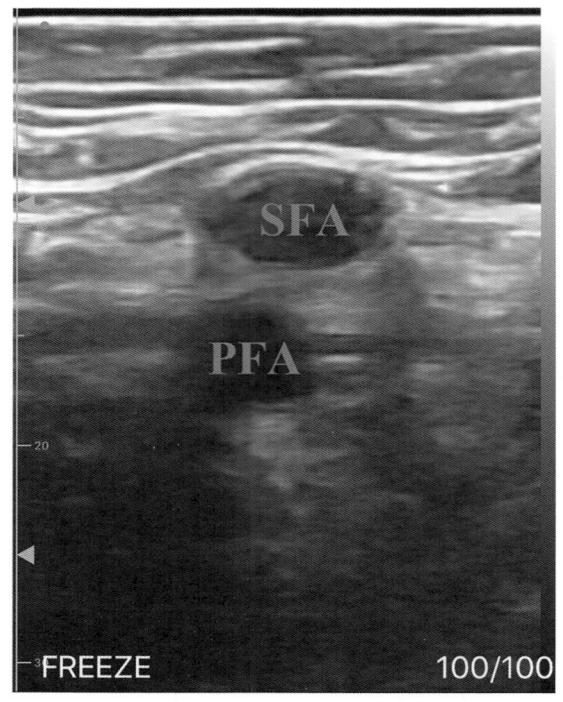

图9.14 股静脉和股深静脉被完全压扁，此时，股浅动脉（SFA）和股深动脉（PFA）被探头挤压得更加靠近了。证实在正常的股静脉和股深静脉中没有血栓

- 在任何时候，都需要遵循自己的临床直觉，并记住，如果有任何疑问或临床顾虑，可以向血管外科/介入放射科寻求帮助。例如，对于临床怀疑有深静脉血栓形成（DVT），虽然患者的腿部严重肿胀，但近端深静脉超声检查结果呈阴性，此时建议应与血管外科/介入放射科专家讨论此病例，可能需要专门的成像技术来寻找可能导致近端静脉压迫的盆腔病变或者髂/盆腔静脉血栓形成。

结束步骤
- 完成评估后，感谢患者的配合，并帮助其擦去皮肤上的耦合剂。
- 洗手，用酒精湿巾清洁超声探头。
- 记录你的发现。
- 向患者解释你在检查中的发现。
- 根据需要决定进一步的检查/治疗。

影响静脉系统的常见病变

下肢静脉评估中最常见的两种临床病变：

1. 静脉曲张/下肢静脉溃疡
2. 深静脉血栓形成（DVT）

浅静脉功能不全/静脉曲张

如果浅静脉的瓣膜失去功能，会导致脚踝周围的静脉血在重力作用下发生积聚（引起静脉高压），可能会导致以下体征和症状：

- 毛细血管扩张/蜘蛛状静脉
- 静脉曲张（无症状）
- 静脉曲张（有症状，即伴有不适/疼痛）
- 腿部肿胀/水肿
- 静脉性皮肤的改变，即湿疹/色素沉着
- 静脉性溃疡
- 血栓性静脉炎
- 静脉曲张性出血
- 注：大隐静脉（GSV）功能不全会导致大腿内侧/小腿周围静脉曲张，最典型的是内踝/小腿内侧周围溃疡。小隐静脉（SSV）功能不全会导致小腿后部静脉曲张，外踝周围溃疡。

急性深静脉血栓形成（DVT）

如果下肢深静脉内有急性血栓形成，可能会导致以下体征和症状：

- 小腿发热/压痛/肿胀/红斑
- 轻度发热
- 凹陷性水肿

　　如果近端深静脉被阻塞，可能会出现大腿和小腿明显肿胀［即髂股深静脉血栓形成（DVT）］。股白肿（phlegmasia alba dolens）见于髂股深静脉血栓形成（DVT）

患者，表现为下肢苍白色且肿胀疼痛。这些患者的髂静脉闭塞程度一般较低。股青肿（phlegmasia cerulea dolens）常见于髂股深静脉血栓形成（DVT）更明显且有更广泛的血栓形成患者，表现为下肢呈"蓝色"、肿胀疼痛。在这些患者中，静脉高压更明显，腔内压力升高会导致更大程度的疼痛和不适。蓝色发绀样变色是由真皮及真皮下静脉丛中的静脉血流瘀滞引起。最严重的是静脉坏疽，表示近端深静脉血栓负荷大的肢体软组织已出现坏死。这通常表现为从股白肿（phlegmasia alba dolens）向股青肿（phlegmasia cerulea dolens）的进展。静脉坏疽本身是由小静脉和微血管血栓形成引起的。静脉坏疽通常与恶性肿瘤和其他严重的疾病有关，如肝素诱导的血小板减少症、弥散性血管内凝血、急性肝功能障碍和脓毒症。因此，应认真对待髂股深静脉血栓形成（DVT），建议尽早咨询血管外科。

结论

静脉疾病是一个宽泛的专业领域，有关于静脉疾病的专业教科书，如遇到疑难杂症，可以参考。由于篇幅所限，本章节仅能涵盖在日常临床实践中遇到的大多数情况。必须强调的是，在检查中怀疑为静脉系统疾病时，临床病史和检查是最重要的步骤。同样，了解相关的下肢静脉解剖结构也非常重要。简而言之，应该根据临床病史和检查结果来确定静脉病变的位置［如大隐静脉（GSV）或小隐静脉（SSV）反流］，并使用超声检查确认或排除你的诊断。在疑诊DVT时，同样适用本原则。应首先寻找相关临床表现和生化结果（如D-二聚体），然后通过超声检查来确认或排除你的诊断。本章不涵盖静脉疾病的其他专业领域（如深静脉反流、深静脉阻塞、小腿静脉DVT扫查）；如果能掌握本章的原则，将有望为进一步的专业培训奠定基础。

第三部分

测 评

第十章
单选题测试

1. 如何使用超声？

1.1 医学超声所用的是哪个频率范围？
   A. 2～20MHz
   B. 0～10Hz
   C. 20～100kHz
   D. 10～20,000Hz
   E. 20～100MHz

1.2 下列哪种组织对超声波的声阻抗最低？
   A. 骨骼
   B. 肺
   C. 肝脏
   D. 肌腱
   E. 血液

1.3 相对于静止的观测者，关于移动波源的多普勒效应描述正确的是？
   A. 当向观察者移动时，检测到的音调增加
   B. 当远离观察者时，检测到的音调减少
   C. 当向观察者移动时，检测到的频率增加
   D. 当远离观察者时，检测到的频率增加
   E. 当向观察者移动时，检测到的频率降低

1.4 下列哪种超声探头最适用于心脏成像（超声心动图）？

A. 3.5～5MHz凸阵探头

B. 7.5～10MHz线阵探头

C. 3～5MHz相控阵探头

D. 10～14MHz线阵探头

E. 3.5～5MHz微凸探针

1.5 一名基层医生为一有外周静脉置管困难史的患者插管。使用超声寻找适合的外周静脉，线阵探头频率范围为5～14MHz。将探头频率设置为7.5MHz，在患者右前臂探查头静脉，但图像模糊不清。应该如何提高图像的分辨力？

A. 降低频率

B. 提高频率

C. 提高增益

D. 调节焦点

E. 调节深度

1.6 超声波对组织的物理影响是什么？哪种有助于将物理影响保持在安全范围内？

A. 组织加热，机械指数（MI）

B. 空化，热指数（TI）

C. 组织加热，热指数（TI）

D. 组织辐射损伤，毫西弗（mSv）

E. 电磁场，磁通密度（Nm/A）

2. POCUS

2.1 患者，男，24岁，因发生交通事故，右上腹部和胸部受到了强烈撞击。此时，哪种床旁即时超声（POCUS）方案最合适？

A. FAST

B. FEEL

C. BLUE

D. eFAST

E. RUSH

2.2 你是一名心脏骤停小组成员，正在抢救室与医疗团队一起救治一名65岁心脏濒临停搏的男性。患者4小时前因呼吸困难伴低血压加重，接受液体复苏治疗，未好转。既往史无特殊。入院时胸片显示心脏肥大和双侧胸腔积液。此时如何更好地使用床旁即时超声（POCUS）？

A. 超声引导下胸腔积液穿刺

B. 超声探查外周静脉通道

C. 使用FEEL方案，以评估心脏骤停的可逆原因

D. 超声引导下寻找中心线位置

E. 腹部超声检查，查找脓毒症的可能来源

2.3 你在重症监护病房（HDU）负责护理一名75岁患有严重社区获得性肺炎和败血症的女性。已进行液体复苏治疗，但患者的血压仍为80/40mmHg，脉搏140次/分，体温38℃，尿液量低于15ml/h。她需要接受高流量吸氧和正压机械通气支持治疗。你应如何评估体液状况？

A. 检查皮肤水肿情况，如果颈静脉压（JVP）未升高，应继续补液

B. 加强正压机械通气支持治疗

C. 进行胸部超声检查以排除脓胸

D. 使用床旁超声检查下腔静脉（IVC）来评估呼吸衰竭情况

E. 使用微气泡对比剂超声造影来评估左心室（LV）功能

2.4 你是一家足球俱乐部的医生。一名球员受伤了，主诉右足跟正上方（后部）突发明显疼痛，负重困难。用担架抬下场后，要求你评估他的伤势，并提供进一步治疗建议。下列哪种措施最佳？

A. 用温热的海绵擦拭球员脚踝，然后让其回到赛场继续比赛

B. 检查足底伸展时脚踝是否肿胀和疼痛；如检查结果呈阳性，则用弹力绷带包扎，建议休息

C. 冰敷，并安排第二天的核磁共振检查

D. 对跟腱进行超声评估，检查肌腱是否有不连续的现象和周围水肿；如呈阳性，应安排紧急进行夹板固定和骨科检查

E. 对小腿进行多普勒超声检查，查找是否有深静脉血栓形成

3. 颈部超声

3.1 下列哪种涎腺位于耳前？

A. 腮腺

B. 颌下腺

C. 舌下腺

D. 甲状腺

E. 甲状旁腺

3.2 颈部有多少个淋巴结分区？

A. 3

B. 4

C. 5

D. 6

E. 7

3.3 下列哪种探头最适合颈部超声检查？

A. 低频凸阵探头

B. 高频凸阵探头

C. 低频线阵探头

D. 高频线阵探头

E. 低频微凸探头

3.4 下列影像学特征中,哪项与恶性肿瘤颈部淋巴结转移无关?

A. 血供丰富

B. 卵圆形

C. 不均质回声

D. 体积增大

E. 多个淋巴结融合

4. 胸部超声

4.1 肺部超声扫查中的B线是指:

A. 代表胸膜混响伪影的水平线

B. 代表肺间质水肿时从胸膜表面向肺深部放射的垂直混合回声

C. 伴随着呼吸"滑动"的明亮线条

D. 肋间隙浅层的明亮线条

E. 由胸腔积液引起

4.2 你是苏格兰一座偏远岛屿上的一名全科医生(GP),被要求去接诊一位身材又高又瘦的年轻男性吸烟者。该患者突发左侧胸痛伴深呼吸困难。你没有X线设备,前往最近的医疗机构需要坐5个小时的渡轮或半小时直升机。你有一台手提式超声仪,并急于诊断出是肌骨性胸痛还是明显的左侧气胸。当你进行胸部超声检查时,下列哪一项你会特别注意?

A. 多条B线

B. 多条A线

C. 无肺滑动征和M型超声下的"条形码"征

D. 肺实变

E. 无膈肌运动

4.3 一名70岁有体重减轻和呼吸急促加重的退役运动员转诊至你这里。1年前他有心肌梗死病史。胸部X线检查显示右下肺区阴影，与大量胸腔积液表现一致。下一个最佳诊断步骤是什么？

A. 使用利尿剂，2周后再次拍胸片
B. 安排计算机断层扫描（CT）扫描
C. 置入肋间引流管，将胸水样本送生化分析
D. 行胸腔穿刺术，并将胸水样本送细胞学检查
E. 进行一次详细的胸膜超声检查，并在超声引导下抽取胸水进一步检验

5. 心脏超声

5.1 选择有关超声心动图和肺栓塞的最佳答案：

A. 在怀疑有肺动脉栓塞的通气患者中，经食管超声心动图（TOE）可以很容易地显示出主肺动脉、右肺动脉和左肺动脉
B. 肺动脉栓塞患者经胸超声心动图（TTE）的特征包括右心扩张、右心室运动功能减退、肺动脉高压、右心室血栓和心室相互依赖
C. 如果对血液动力学不稳定的疑似肺动脉栓塞（PE）患者进行超声心动图检查，那么有明确的右心室负荷过重和功能障碍就可以证明再灌注治疗是合理的
D. 右心室中部收缩功能不全伴有右心室尖端收缩功能亢进称为McDonalds征
E. 超过50%的肺动脉栓塞（PE）患者有右心室扩大

5.2 超声心动图在心包填塞中的应用

A. 诊断取决于右心房和右心室在舒张期的凹陷
B. 诊断取决于右心室的凹陷和二尖瓣/三尖瓣血流多普勒的呼吸变化
C. 诊断取决于低血压、心动过速、颈静脉压（JVP）升高和至少有中度心包积液等临床表现

D. 诊断取决于临床表现，患者也可能会存在无超声心动图表现的心包填塞

E. 主动脉夹层破裂引起的心包填塞需要紧急经皮穿刺引流

6. 腹盆腔超声

6.1 患者，男，84岁。有减肥和嗜睡病史。近期刚做过前列腺癌手术。血液分析结果显示有急性肾损伤。疑似梗阻性肾病，因此行肾脏超声检查。下列哪项诊断指征是要寻找的？

A. 肾盂中的无回声区和肾盏扩张

B. 马蹄形肾

C. 肾外形缩小

D. 肾盏收缩

E. 肾实质增厚

6.2 关于肝脏的超声检查，肝有多少分段？

A. 2

B. 4

C. 6

D. 8

E. 10

6.3 如何改善肝脏超声检查的视野？

A. 让患者侧卧

B. 更改为线阵探头

C. 让患者深吸气

D. 增加探头频率

E. 让患者俯卧

6.4 临床考虑患者为胆结石，超声检查前应做哪些准备？

A. 充盈膀胱

B. 禁食12小时

C. 禁食6小时

D. 检查前立刻禁食

E. 禁食4小时

7. 肌骨超声

7.1 下面哪一项不属于肩袖的肌肉？

A. 冈上肌

B. 冈下肌

C. 肩胛下肌

D. 大圆肌

E. 小圆肌

7.2 下列哪种类型的探头最适合肌骨超声检查？

A. 低频凸阵探头

B. 高频凸阵探头

C. 低频线阵探头

D. 高频线阵探头

E. 中频相控阵探头

8. 动脉超声

8.1 患者，男，79岁，无吸烟史，突发左足疼痛、变色4小时。房颤病史，由于跌倒风险高，所以目前没有接受抗凝治疗。体格检查：左侧腹股沟处股动脉搏动明显，远端无搏动。右侧股动脉搏动明显。左足冰冷苍白，前部感觉减退，足趾感觉缺失且无法活动。左小腿柔软无触痛。超声检查显示股总动脉（CFA）、股浅动脉（SFA）、股深动脉（PFA）的起始位置、彩色血流及多普勒信号正常。纵切面上，沿股浅动脉（SFA）探查图像正常，当大腿下段彩色血流多普勒信号突然消失时，动脉亦无搏动。以下哪种说法正确？

A. 患者是慢性动脉疾病急性发作。足部没有受到波及，可以保守治疗

B. 最可能引起患者症状的原因是膝下腘动脉急性血栓性闭塞

C. 患者足部感觉和力量的下降与临床症状无关

D. 继发于房颤的急性栓塞性缺血，尽管足部受到波及，但仍然可保留，需要立即进行血管重建

E. 继发于房颤的急性栓塞性缺血。足部已经坏死，需要进行大面积截肢或姑息手术

8.2 患者，男，64岁，被护理人员送到急诊室。患者在家中晕倒，现诉背部剧烈疼痛，血压和其他方面均正常。体格检查发现有搏动性扩张的腹部肿块；然而，由于患者轻度超重，无法完全确认是否为腹主动脉瘤（AAA）。患者的收缩压为68mmHg，心率为130次/分，疑似有心脏骤停前期表现，格拉斯哥昏迷评分（GCS）为13/15。使用低/中频无线超声探头扫查腹部，检出腹主动脉瘤（AAA）8.6cm。你在一家无法进行血管手术治疗的地区医院，通过救护车将患者转送至距离最近的三级血管外科病房约需10分钟的车程。以下哪种说法是正确的？

A. 临床表现提示为有症状的腹主动脉瘤（AAA）

B. 临床表现提示腹主动脉瘤（AAA）破裂。应对患者进行紧急CT扫描确认诊断，并与现场的普外科团队进行讨论

C. 临床表现提示腹主动脉瘤（AAA）破裂。应与最近能联系到的血管手术团队进行讨论，以便紧急转送。在转诊过程中，可输入O型RH血以维持患者意识，将收缩压控制在70~80mmHg水平

D. 临床表现提示急性胰腺炎或腹部内脏穿孔。需要紧急拍摄立位胸片、检测淀粉酶和进行普外科检查

E. 应立即注射多种血制品，并进行积极的液体复苏（使血压保持在正常的 120/80mmHg 水平）

8.3 患者，男，80岁，在农村社区诊所就诊。右足和足趾持续剧烈疼痛三周。晚上被迫坐在椅子上入睡。第1足趾上有一小溃疡。小腿疼痛多年，近来加重，行走约20米后小腿疼痛明显致无法行走。体格检查：股动脉搏动微弱，远处搏动消失。无线超声探头扫查发现，股总动脉病变严重，彩色血流信号显著降低，股浅动脉似乎也有多处狭窄。以下哪种说法是正确的？

A. 临床表现提示很可能是坐骨神经痛
B. 临床表现提示诊断为继发血管栓塞性急性肢体缺血
C. 临床表现提示慢性肢体缺血。建议患者停止吸烟，出院，不用随访
D. 对于疑似痛风的患者，应以非紧急形式转诊给足部和踝关节病等方面的骨科专科
E. 患者有慢性肢体缺血伴组织缺失。需要戒烟，开始服用抗血小板药物和降胆固醇药治疗，并紧急转诊至血管外科

8.4 你是一名基层医生，目前在社区医院工作。正在对一名60岁肥胖的女性患者家访，患者烟瘾很大，背部有慢性疾病，行动不便，已有一段时间未到诊所就诊。因患者腿部溃疡疼痛，需要你紧急出诊。溃疡在右小腿后下部，周围的皮肤略有红斑，触诊皮温高，略有臭味。膝盖后部周围有明显的静脉曲张，小腿周围有慢性棕色色素沉着。无线超声检查显示大隐静脉（GSV）正常，没有明显的反流。小隐静脉（SSV）反流明显。患者全身情况良好，临床参数正常。以下哪种说法是正确的？

A. 临床表现提示小隐静脉（SSV）走行区静脉反流导致下肢静脉溃疡，目前可以用口服抗生素治疗。在采用压迫疗法之前，需评估动脉系统。应该转诊给血管外科医生进行进一步的评估
B. 临床表现提示继发于股浅动脉（SFA）急性血栓闭塞的急性肢体缺血
C. 临床表现提示大隐静脉（GSV）走行区静脉反流导致下肢静脉溃疡，需要紧

急入院静脉注射抗生素
D. 临床表现提示小隐静脉（SSV）走行区静脉反流导致下肢静脉溃疡，应采用压迫疗法，可以在社区医院进行治疗
E. 临床表现主要提示慢性肢体缺血和组织缺失

答案

1. 如何使用超声？

1.1　A
1.2　B
1.3　C
1.4　C
1.5　B
1.6　C

2. POCUS

2.1　D
2.2　C
2.3　D
2.4　D

3. 颈部超声

3.1　A
3.2　E
3.3　D
3.4　B

4. 胸部超声

4.1　B

4.2　C

4.3　E

5. 心脏超声

5.1　C
- 超声心动图常规用来评估血流动力学不稳定的患者。可排除其他心脏原因，如左心室功能障碍或填塞，并可以评估血流状态。CT动脉造影（CTPA）不能应用于病情不稳定的患者。因此如果没有其他低血压的原因，通过测量右心室（RV）压力负荷可以证实对疑有大量肺动脉栓塞（PE）患者进行紧急治疗是合理的。
- 食管超声心动图（TOE）不容易显示左肺动脉，但对机械通气的患者很有用。
- 心室相互依赖只是一种收缩模式。
- 选项D描述的是McConnel征。
- 超过25%的PE患者可以发现有右心室扩张。因此，超声心动图不应常规用于PE评估。

5.2　D
心包填塞是临床诊断和内/外科中的急症之一。在大多数临床环境中，只要有时间做急诊超声心动图，就应该尽量检查。答案（A）和（B）描述了心包填塞的超声心动图特征，但没有说明临床背景。少量心包积液迅速积聚可导致心包填塞。大量液体的缓慢积累可能不会导致填塞。房性积液可导致心包填塞，而无典型的超声心动图特征。主动脉夹层破裂至心包引起的心包填塞是一种外科急症，应紧急开胸治疗。

6. 腹盆腔超声

6.1　A

6.2　D

6.3　C

6.4　E

7. 肌骨超声

7.1　D

7.2　D

8. 血管超声

8.1　D

该患者因房颤导致左股浅动脉（SFA）急性栓塞性闭塞。足部力量和感觉的减退提示腿部受到影响，但没有出现皮肤固定斑点和小腿肌肉僵硬等不可逆转的缺血征象。

8.2　C

有症状的腹主动脉瘤（AAA）是指动脉瘤没有破裂，但能引起患者疼痛（无其他原因的动脉瘤触痛、背痛、腹痛等），具有很高的破裂风险，因此被认为是血管外科的急症。然而，这个病例明确是腹主动脉瘤（AAA）已破裂，并导致出血性休克。我们认为在这种情况下，患者不应该进行CT扫描。最佳的生存机会是立即转送给最近的血管外科医生，由他们决定是否需要进行CT扫描。没有必要让普通手术团队参与患者的救治，将延误救治时间。同时，输入大量的血液/晶体液很可能会导致更严重的结果。液体复苏目标达到"允许性低血压"。应该维持患者的意识，对于休克的腹主动脉瘤（AAA）患者，目标收缩压应为70~80mmHg。腹主动脉瘤干预前进行积极的容量复苏会增加患者的术后死亡率。为维持患者的意识清醒，应该在转运患者过程中携带备用血。

8.3　E

该患者有慢性肢体疾病伴组织缺失，可以肯定是由动脉粥样硬化引起的，而动脉粥样硬化很可能由于长期大量吸烟。这是一种血管外科急症，患者需要紧急转诊到血管外科，考虑进行血管重建，以防肢体坏死。超声结果提示该患者有血管疾病，病变是多水平的。事实上，这类患者都应该接受药物治疗并戒烟。

8.4　A

患者的症状主要提示小隐静脉（SSV）走行区静脉反流，解释了静脉曲张在小腿后面，溃疡位于外踝周围的原因，反映了小隐静脉（SSV）的解剖结构走行。由于已发生溃疡，说明有严重的静脉疾病，因此应该被转诊给血管外科医生进行检查和治疗。在没有确认足脉冲和/或踝肱压力指数（ABPI）是否正常的情况下，不应该对她采用压迫疗法。腿部溃疡似有感染，但由于患者全身状况良好，最好的治疗方法是口服抗生素。

索引

A
ALARA（合理可行尽量低）原则，14

C
肠道，87
超声
    腹盆腔，73–89
    动脉，105–120
    心脏，51–71
    功能键和预设，11
        深度，12
        聚焦，12
        频率，11
        增益，11–12
        其他功能，12
    图像采集，6–7
    超声成像，5–6
    肌肉骨骼，91–103
    颈部，27–37
    优化图像，10
        耦合剂/凝胶，10
        探头方向，10–11
    床旁即时超声使用的超声设备
        有线智能手机/平板设备，14
        设备选择，12
        笔记本电脑设备，12–13
        无线的智能手机/平板设备，14
    安全性，14
    扫描模式
        B型模式（辉度调制），7，8
        彩色多普勒模式，9–10
        M模式（运动模式），7，8
    胸部，39–49
    静脉，121–134
床旁即时超声（POCUS），15–16
    创伤和急诊监护，17–20
    诊断价值，16
    基层医疗应用，21
    运动医学，21

D
大隐静脉（GSV），122，124–127
胆结石，87
胆囊，73，78–79
胆囊管，73
胆总管（CBD），79–80
动脉系统

解剖结构，105-107

下肢动脉超声基本评估

    准备工作，107

    图像采集，107-118

    结束步骤，118-119

常见疾病，119

    急性肢体缺血，120

    慢性肢体缺血，119

    间歇性跛行，119

E

二尖瓣，67-68

二头肌腱鞘积液，101

F

FAST/eFAST，17

FEEL，17

肺水肿，48-49

肺炎，46-47

腹盆腔

  解剖结构，73-75

  常见疾病，87-89

    腹水，89

    胆结石，87

    肝血管瘤，88

    肾积水，89

  系统的超声评估方法，75-76，

    阑尾，85-86

    肠道，87

    胆总管，79-80

    女性盆腔器官，86-87

    胆囊，78-79

    左肾，83

    肝脏，76-78

    胰腺/腹主动脉，81-82

    右肾，80

    脾脏，82-83

    膀胱，83-85

腹水，89

G

肝脏

  解剖结构，76

  肝血管瘤，88

  超声检查，77-78

下肢动脉超声评估

  准备工作，107

  图像采集，107-118

  结束步骤，118-119

功能性二尖瓣反流，67-68

股动脉，106

股静脉，122

股浅动脉，106

股青肿，134

股深动脉，106

股总静脉（CFV），122

骨热指数（TIB），14

关节积液抽吸，24

H

踝关节

  解剖结构，97-98

技术与方法，98-99
混叠现象，108
机械指数（MI），14

J

肌肉骨骼（MSK）系统超声，91
    踝关节
        解剖，97-98
        技术与方法，98-99
    髋关节
        解剖结构，92,93
        超声技术，93,94
    膝关节
        解剖结构，97-98
        超声技术，98-99
    常见疾病
        肱二头肌腱鞘积液，101
        髋关节积液，102
        膝关节积液，103
        肩关节，99-101
急性深静脉血栓形成，133-134
急性肢体缺血，120
甲状旁腺，28
甲状舌管囊肿，36
甲状腺，27-28
    局部解剖，28
    超声成像
        疾病特征，30-32
        技术方法，30
甲状腺成像报告和数据系统（TI-RADS），32

甲状腺肿瘤，36
间歇性跛行，119
肩关节，99-101
颈部超声，27-37
颈部检查
    解剖结构，27
        甲状旁腺，28
        涎腺，28，29
        甲状腺，27-28
        血管，28-29，30
    常见病变
        淋巴瘤，37
        腮腺脂肪瘤，37
        甲状舌管囊肿，36
        甲状腺肿瘤，36
    超声成像
        淋巴结，34
        颈部血管，34
        涎腺，32-33
        甲状腺，30-32
    颈部血管，28-29,30
        超声图像，34
胫前动脉，106
静脉超声，121-134
    急性深静脉血栓形成（DVT），133-134
    深静脉，122-123
    下肢
        深静脉血栓形成（DVT）评估，129-132
        大隐静脉（GSV）评估，124-

127
小隐静脉（SSV）评估，125，128-129
浅静脉，122,133
距下关节，97

K
Kussmaul效应，69
髋关节
　　解剖结构，92
　　超声技术，93,94
髋关节积液，102

L
阑尾，75，85-86
淋巴结超声成像，34
淋巴瘤，37
颅骨热指数（TIC），14
卵巢，76，87

M
慢性肢体缺血，119

N
女性盆腔器官，86-87

P
POCUS影像引导介入性手术，22-23
　　关节积液抽吸，24
　　神经阻滞，23-24
　　胸腹水引流，22-23

血管通路，22
膀胱，75,83-85
脾脏，82-83

Q
气胸，47-48
髂动脉，106
膝关节
　　解剖结构，97-98
　　积液，103
　　超声技术，98-99
膝上腘动脉，106
膝下腘动脉，106
浅静脉，121-122，133

R
热指数（TI），14
软组织热指数（TIS），14

S
腮腺脂肪瘤，37
深静脉，122-123
深静脉血栓形成（DVT），129-134
神经阻滞，23-24
肾积水，89
肾脏，75
　　左肾，83
　　右肾，80
声阻抗，4
时间增益补偿（TGC），12

索引

X

涎腺，28
    解剖结构，29
    超声成像
        疾病特征，33
        技术，32-33
小肠，75
小隐静脉（SSV），122，127-129
心包，69
心房，65，66
心脏超声，51-52
    主动脉，69-70
    容量状态，69
    图像采集，52-61
        心尖切面，56，58-60
        胸骨旁短轴切面，52，56-57
        胸骨旁长轴切面，55
        剑突下切面，59-61
    正常的形态和疾病
        主动脉瓣，65-67
        心房，65，66
        左心室，61-64
        二尖瓣，67-68
        右心瓣膜，68
        右心室，64-65
        赘生物，68-69
    优化图像，61
    心包，69
    血栓，70
    肿瘤，70

静脉压力，69
心脏肿瘤，70
胸部
    X线片，45-49
    胸部体表标记，44
    超声表现，45-49
    解剖结构，39-40
        肋间视图，超声图像，40-41
        左下侧脾窗，超声图像，42
        右下侧肝窗，超声图像，41
    呼吸系统疾病，45
        胸腔积液，45-46
        肺炎，46-47
        气胸，47-48
        肺水肿，48-49
    超声评估
        患者体位，43
        准备工作，42-43
        图像采集，43-45
        结束步骤，45
胸腹水引流，22-23
胸腔积液，45-46
血管通路，22
血栓，70

Y

胰腺，73，81-82
右肾，80
右心瓣膜，68
右心室结构，64-65

Z

主动脉，69-70,81-82

主动脉瓣，65-67

赘生物，68-69

子宫，75，87

足背动脉，106

左肾，83

左心室形态，61-64